国家卫生健康委员会"十四五"规划教材配套教材
全国高等学校配套教材

供医学影像技术专业用

人体影像解剖学
学习指导与习题集

第2版

主　编　任伯绪　徐海波
副主编　张雪君　黄文华　鲜军舫

人民卫生出版社
·北京·

版权所有，侵权必究！

图书在版编目（CIP）数据

人体影像解剖学学习指导与习题集 / 任伯绪，徐海波主编. -- 2 版. -- 北京：人民卫生出版社，2025. 4.
（全国高等学校医学影像技术专业第二轮规划教材配套教材）. -- ISBN 978-7-117-37700-3

I. R813

中国国家版本馆 CIP 数据核字第 2025HK9710 号

人卫智网	www.ipmph.com	医学教育、学术、考试、健康，购书智慧智能综合服务平台
人卫官网	www.pmph.com	人卫官方资讯发布平台

人体影像解剖学学习指导与习题集

Renti Yingxiang Jiepouxue Xuexi Zhidao yu Xitiji

第 2 版

主　　编：任伯绪　徐海波

出版发行：人民卫生出版社（中继线 010-59780011）

地　　址：北京市朝阳区潘家园南里 19 号

邮　　编：100021

E - mail：pmph @ pmph.com

购书热线：010-59787592　010-59787584　010-65264830

印　　刷：北京印刷集团有限责任公司

经　　销：新华书店

开　　本：787 × 1092　1/16　　印张：9

字　　数：230 千字

版　　次：2016 年 8 月第 1 版　2025 年 4 月第 2 版

印　　次：2025 年 4 月第 1 次印刷

标准书号：ISBN 978-7-117-37700-3

定　　价：36.00 元

打击盗版举报电话：010-59787491　E-mail：WQ @ pmph.com

质量问题联系电话：010-59787234　E-mail：zhiliang @ pmph.com

数字融合服务电话：4001118166　E-mail：zengzhi @ pmph.com

编　委
（以姓氏笔画为序）

前　言

为适应我国医学影像技术专业建设的不断发展,2015 年,人民卫生出版社、中华医学会影像技术分会和中国高等教育学会医学教育专业委员会医学影像学教育学组联合组织全国相关高校专家,编写了全国高等学校医学影像技术专业第一轮规划教材,教材的出版为促进影像技术专业人才培养质量的提高提供了保证。《人体影像解剖学》是第一轮规划教材之一,于 2016 年 8 月正式出版,配套教材《人体影像解剖学学习指导与习题集》也同时出版。2021 年,医学影像技术专业第二轮规划教材的修订工作正式启动,我们根据《人体影像解剖学》(第 2 版)教材内容对《人体影像解剖学学习指导与习题集》也进行了修订。

本次修订贯彻新时代教材编写要求,落实"三基"(基础理论、基本知识、基本技能)、"五性"(思想性、科学性、先进性、启发性、适用性)、"三特定"(特定对象、特定目标、特定限制)的编写原则。为提高学生的学习效率及对所学知识、理论和技能的理解、掌握和运用能力,我们依据《人体影像解剖学》(第 2 版)的内容,力求通过"学习目标""重点和难点内容"及"习题"对理论教材的知识体系进行归纳、梳理,点面结合,引导学生从实体解剖出发,学习 X 线、CT、MRI 和 DSA 影像解剖表现及其特点。"学习目标"分掌握、熟悉和了解三个层次,对教与学提出要求;"重点和难点内容"依据知识点在知识、理论结构体系中的作用及其学习难易度、临床实际运用频度及技能掌握的难易度等多维度来确定,供教与学参考;"习题"主要包括名词解释、填空题、选择题、简答题。学生在学习理论教材的同时完成配套教材的学习和练习,对学好人体影像解剖学这门课程大有裨益。

《人体影像解剖学学习指导与习题集》(第 2 版)编写中,各位编委付出了大量的时间和心血。但由于个人编写经验、认识和水平的限制,不尽如人意之处在所难免,恳请广大师生和读者不吝赐教。

编者

2024 年 11 月

目　录

绪　　论

一、学 习 目 标

1. 掌握　人体影像解剖学的定义;人体影像解剖学的学习目的和方法;人体不同组织成分的影像特点。

2. 熟悉　人体影像解剖学的常用成像技术方法。

3. 了解　人体影像解剖学与影像技术的关系。

二、重点和难点内容

(一) 人体影像解剖学的定义

人体影像解剖学是利用各种成像技术显示人体结构的数字影像,研究和表达人体解剖结构的形态位置和毗邻关系及其基本功能的一门学科。

(二) 人体影像解剖学的常用成像技术方法

医学成像技术主要有超声(US)、X 线摄影、计算机体层成像(CT)、磁共振成像(MRI)、数字减影血管造影(DSA)、正电子发射体层成像(PET)、发射计算机断层显像(ECT)、单光子发射计算机体层成像(SPECT)、近红外光谱(NIR)以及光学相干断层扫描(OCT)技术。

血管影像检查主要采用 CT 血管造影(CTA)、对比增强磁共振血管成像(CE-MRA)、数字减影血管造影检查。图像后处理技术主要有最大或最小密度投影(MIP or MinIP)、表面阴影显示(SSD)、容积再现(VR)技术、多平面重组(MPR)、曲面重组(CPR)等重建方法。另外,磁共振脑功能成像技术主要涉及:氢质子磁共振波谱(^{1}H-MRS)提供脑组织代谢化学物质含量的信息;弥散加权成像(DWI)和弥散张量成像(DTI)获取脑组织水分子运动的信息,在 DTI 上显示脑白质纤维束分布及走向;磁共振增强灌注加权成像(PWI)动态研究脑血流和血容量的状况;血氧水平依赖功能磁共振成像(BOLD fMRI)进行脑功能活动定位成像。

(三) 人体不同组织成分的影像特点

人体组织结构由不同元素组成。根据各人体组织结构密度的不同,可归纳为三类:高密度的有骨组织和钙化灶等;中等密度的有软骨、肌肉、神经、实质器官、结缔组织以及体内液体等;低密度的有脂肪组织以及存在于呼吸道、胃肠道、鼻旁窦和乳突内的气体等。在人体结构中,高密度组织对 X 线吸收多,照片上呈白影;低密度组织对 X 线吸收少,照片上呈黑影。CT 图像以不同的灰度表示,从而反映器官和组织对 X 线的吸收程度。因此,与 X 线图像所示的黑白影像一样,黑影表示低吸收区,即低密度区,如肺部;白影表示高吸收区,即高密度区,如骨骼;中等密度区则介于两者之间,呈灰色。

MRI 的信号强度所反映的病理生理基础比 CT 更广泛。其中弛豫时间,即 T_1 和 T_2 弛豫时间,是区分正常组织、病理组织及反映组织特性的主要诊断基础。纯水的 T_1 和 T_2 弛豫时间均很长,其 T_1 加权成像(T_1WI)表现为低信号,呈黑色;T_2 加权成像(T_2WI)表现为高信号,呈白色。脂肪与骨髓组织具有较高的质子密度和非常短的 T_1 值,其 T_1 加权成像表现为高信号,T_2 加权成像也表现为较高信号,脂肪抑制序列(STIR)上呈低信号。肌肉组织所含质子密度明显少于脂肪组织,T_1 加权成像呈较低信号,T_2 加权成像呈中等灰黑信号。韧带和肌腱的质子密度低于肌肉组织,其 T_1 加权成像和 T_2 加权成像均呈中低信号。骨皮质 T_1 及 T_2 加权成像均表现为低信号,钙化软骨的质子密度特点与骨骼相同。松质骨为中等信号,T_1 和 T_2 加权成像均呈中等偏高信号。纤维软骨组织内的质子密度明显高于骨皮质,T_1 和 T_2 加权成像呈中低信号。透明软骨内所含水分较多,T_1 加权成像呈低信号,T_2 加权成像信号强度明显增加。淋巴组织质子密度高,T_1 和 T_2 加权成像均呈中等信号。因气体的质子密度趋于零,故表现为黑色无信号区。

(四)人体影像解剖学的学习目的和方法

学习人体影像解剖学的目的是掌握人体影像解剖知识,并能灵活运用所学知识准确精细地进行靶部位成像,提供清晰解剖图像,满足影像诊断需求,更好地为临床服务,也为进一步学好影像诊断学和影像技术学做好知识的积淀和铺垫。

学习人体影像解剖学也要遵循系统解剖学和局部解剖学的学习方法,概括起来有以下几点。

1. 课前充分准备,做到有的放矢。学习影像解剖学之前,应对系统解剖学和局部解剖学进行必要的复习,每次课前对相关解剖知识作针对性复习及预习,带着问题学,做到"有备而来"。

2. 熟悉成像原理,了解各种检查技术的优势和不足,并能根据成像原理和特点正确识别和解释人体的影像结构。

3. 培养断面思维和空间立体思维方式,理解形态与功能、局部与整体、静态与动态之间的联系,明确各图像层面在整体中的位置以及毗邻关系。

4. 理论联系实际,多种途径了解、阅读相关信息,同时争取到医院影像科实时观摩影像技术人员操作和临床影像医生阅片,增强感性认识,学以致用。

三、习　题

(一)名词解释

人体影像解剖学

(二)填空题

1. 血管影像检查主要有_____、_____和_____。

2. CT 图像后处理技术主要有_____、_____、_____、_____和_____等。

3. 磁共振脑功能成像技术主要包括_____、_____、_____、_____和_____等。

4. 高密度组织在 X 线照片上呈_____色,低密度组织在 X 线照片上呈_____色。

5. 脂肪组织 T_1 加权成像表现为_____信号,T_2 加权成像表现为_____信号,脂肪抑制序列上呈_____信号。

(三)简答题

1. 简述人体影像解剖学与影像技术的关系。

2. 简述人体影像解剖学的常用成像技术方法。

四、参　考　答　案

(一) 名词解释

人体影像解剖学:是利用各种成像技术显示人体结构的数字影像,研究和表达人体解剖结构的形态位置和毗邻关系及其基本功能的一门学科。

(二) 填空题

1. CT 血管造影　对比增强磁共振血管成像　数字减影血管造影

2. 多平面重组　曲面重组　最大或最小密度投影　表面阴影显示　容积再现

3. 氢质子磁共振波谱　弥散加权成像　弥散张量成像　磁共振增强灌注加权成像　血氧水平依赖功能磁共振成像

4. 白　黑

5. 高　较高　低

(三) 简答题

1. 简述人体影像解剖学与影像技术的关系。

答:随着现代影像技术的推陈出新,影像解剖显示更为精细,更接近人体自然生理状态。结合影像技术,解剖学领域也从宏观到微观、从横断层到多维断层、从二维到三维、从标本到活体、从形态到功能等,实现了多维度跨越式的提升,进一步增强了对人体解剖结构、生理状态及其功能的全面深入理解和认知。所以影像技术是人体影像解剖显示的必要条件,也是人体影像解剖学发展所依赖的基石。

2. 简述人体影像解剖学的常用成像技术方法。

答:人体影像解剖学的常用成像技术方法主要有超声、X 线摄影、计算机体层成像、磁共振成像、数字减影血管造影、正电子发射体层成像、发射计算机断层显像、单光子发射计算机体层成像、近红外光谱以及光学相干断层扫描技术。

(徐海波　任伯绪　张雪君)

第一章　颅　　脑

一、学习目标

1. 掌握　大脑半球的分叶及依据;内囊的位置、分部及形态;基底核与基底节区的定义;脑室系统的构成与连通;鞍上池、脑桥小脑角池的构成;脑的动脉来源;颈内动脉的分段;大脑动脉环的位置及构成;蝶鞍区的范围和主要结构;颅脑的 CT 与 MRI 表现特点;蝶鞍区横断面中部层面、冠状断面中部层面及正中矢状断面影像表现;颅脑横断面分部的依据及各部的主要结构;颅脑正中矢状断面的 MRI 表现。

2. 熟悉　大脑髓质常见连合纤维;脑干的组成;硬脑膜的特殊结构;主要的硬脑膜窦;颈内动脉系和椎 - 基底动脉系及其主要分支的走行与分布;基底节区各结构的 CT、MRI 影像表现;颅脑冠状断面中部的主要结构;颅脑冠状断面前部和后部的影像表现。

3. 了解　间脑、小脑的分部;颅脑矢状断面左、右侧的影像表现。

二、重点和难点内容

（一）颅脑解剖

1. 脑

（1）端脑

1）外形:大脑半球内有 3 条恒定的沟,将每侧大脑半球分为额叶、顶叶、枕叶、颞叶及岛叶。冠状断面上垂直部呈上下走向,其内侧为岛叶,外侧是额叶和颞叶;水平部呈内外走向,上方是额叶,下方为颞叶。中央沟起自大脑半球上缘中点稍后方,斜向前下。顶枕沟在端脑的后部,横断面上为胼胝体压部后方最深的一条脑沟,此沟自大脑半球内侧面斜向外,分开顶叶和枕叶,前方为楔前叶,后方为楔叶。顶叶、枕叶、颞叶之间在上外侧面并没有明显的大脑沟或回作为分界,在横断面上对应的区域称为颞顶枕区,是位于侧脑室三角区后外侧的楔形或扇形区域,没有明确的边界,由顶下小叶和颞叶、枕叶相互移行部构成。

2）内部结构

A. 基底核:是位于大脑半球基底部髓质中的灰质核团,包括尾状核、豆状核、屏状核和杏仁体。豆状核分为壳和苍白球;尾状核和豆状核合称为纹状体,其中苍白球称为旧纹状体,尾状核和壳称为新纹状体。

B. 大脑髓质:可分为联络纤维、连合纤维和投射纤维三类。①联络纤维:是联系同侧半球内各部分皮质的纤维,主要有钩束、上纵束、下纵束、扣带。②连合纤维:是连合左、右半球皮质的纤维,包括胼胝体、前连合和穹窿连合。胼胝体由连合左、右大脑半球新皮质的纤维构成,在正中矢状断面上由前向后分为嘴、膝、干和压部四部分。③投射纤维:是联系大脑皮质与皮质下结构的上下行纤维,其中大部分纤维呈辐射状投射至大脑皮质,此部分纤维称为辐射冠。投射纤维通过尾状核、背侧丘脑与豆状核之间聚集成宽阔致密的白质带,称为内囊,横断面上的两侧内囊呈尖伸向内侧的"><"形。内囊自前向后分为内囊前肢、膝和后肢三部分,各部分均

4

有重要的投射纤维通过。

C. 基底节区:属于端脑的灰白质混合性结构,包括基底核及其周围的白质(内囊、外囊、最外囊),是一个边界不太明确的区域。丘脑属于间脑,所以基底节区不包含丘脑。

(2)间脑、小脑和脑干

1)间脑:可分为背侧丘脑、下丘脑、底丘脑、上丘脑和后丘脑。背侧丘脑前端称丘脑前结节,后端膨大成丘脑枕。内髓板将背侧丘脑分为前核群、内侧核群和外侧核群三个核群。下丘脑由视交叉、灰结节和乳头体三部分组成。上丘脑包括髓纹、缰三角和松果体等。

2)小脑:由中间的蚓部和两侧的小脑半球组成,借小脑上、中、下脚与中脑背面、脑桥和延髓后外侧面相连。小脑可分为绒球小结叶、前叶和后叶三部分。小脑髓质内埋藏有四对小脑核,包括栓状核、球状核、顶核和最大的齿状核。

3)脑干:由中脑、脑桥和延髓组成。中脑由背侧的顶盖和腹侧的大脑脚组成。顶盖包括一对上丘和一对下丘,又合称为四叠体。中脑的内腔为中脑导水管。脑桥由背侧的被盖部和腹侧的基底部组成,基底部横行纤维向两侧伸展,汇聚形成小脑中脚。延髓下端在枕骨大孔处与脊髓相延续。

(3)脑室:脑室系统包括侧脑室、第三脑室、第四脑室以及连通脑室的室间孔和中脑导水管,部分人还可见到发育变异的第五脑室、第六脑室。侧脑室位于大脑半球内,可分为侧脑室前角、中央部、后角和下角四部分,借室间孔与第三脑室相通。侧脑室中央部、下角和后角三者会合处呈三角形的腔隙称为侧脑室三角区。第三脑室是两侧背侧丘脑和下丘脑之间的狭窄腔隙,向前上借室间孔连通侧脑室,向后下借中脑导水管连通第四脑室。第四脑室位于脑桥、延髓背侧与小脑之间,向下连通脊髓中央管,第四脑室外侧孔和正中孔均通向蛛网膜下隙。

2. 脑膜、蛛网膜下隙及蛛网膜下池

(1)脑膜:脑膜自外向内分为硬脑膜、脑蛛网膜和软脑膜三层。硬脑膜形成大脑镰、小脑幕、小脑镰和鞍膈等结构。大脑镰分隔左、右侧大脑半球,上、下缘分别有上矢状窦和下矢状窦;大脑镰后下缘与小脑幕相连,连接处形成直窦。小脑幕分隔端脑与小脑,后部附着于横窦,前外侧附着于颞骨岩部上缘,前端连于前床突和后床突;前内侧缘游离,呈 U 形,称为小脑幕切迹。脑蛛网膜为一薄的半透明膜,包裹于脑的表面,由此膜发出许多蛛网膜小梁与软脑膜相连,两层膜之间形成网眼状的蛛网膜下隙,内有脑脊液。软脑膜为一富含血管的薄膜,紧贴于脑的表面并随其沟、裂而伸展,软脑膜与脑组织结合紧密,不易分离。

(2)硬脑膜窦:主要的硬脑膜窦包括如下几种。①上矢状窦:位于大脑镰上缘。②下矢状窦:位于大脑镰下缘。③直窦:位于大脑镰与小脑幕连接处。④窦汇:由上矢状窦与直窦在枕内隆凸处汇合扩大而成,向两侧移行为左、右横窦。⑤横窦:位于小脑幕后外侧缘附着处的枕骨横窦沟处。⑥左、右乙状窦:位于乙状窦沟内。⑦海绵窦:位于蝶鞍及蝶窦两旁,为两层硬脑膜间的不规则腔隙。窦腔内壁有颈内动脉和展神经通过,在窦腔的外侧壁内,自上而下有动眼神经、滑车神经、三叉神经的分支(眼神经和上颌神经)通过。

(3)蛛网膜下隙及蛛网膜下池:蛛网膜下隙位于脑蛛网膜与软脑膜之间,内充满脑脊液。蛛网膜下隙在脑的沟、裂等处扩大,形成蛛网膜下池,又称脑池。主要有小脑延髓池、桥池、脑桥小脑角池、脚间池、环池、四叠体池、大脑大静脉池、帆间池、大脑外侧窝池和鞍上池等。

鞍上池位于蝶鞍上方,是交叉池、脚间池或桥池在横断扫描时的共同显影。六角形鞍上池由交叉池和脚间池组成,前角伸向两侧额叶之间,并延续为大脑纵裂池;前外侧角伸向额叶与颞叶之间,延续为大脑外侧窝池;后外侧角伸向端脑与中脑之间,延续为环池;后角为脚间池。鞍上池的前界是额叶直回,后界是大脑脚底,两侧界为海马旁回钩,池内主要有视交叉、视束、颈内动脉、漏斗或垂体柄、乳头体、动眼神经和大脑后动脉水平段等。

脑桥小脑角池为桥池向外侧的延续。其前外侧界为颞骨岩部内侧面,后界是小脑中脚和小脑半球,内侧界是脑桥基底部下份和延髓上外侧部,内有面神经、前庭蜗神经、小脑下前动脉和迷路动脉通过。

3. 脑血管 幕上结构接受颈内动脉系和大脑后动脉的血液供应,而幕下结构则接受椎-基底动脉系的血液供应。

(1)颈内动脉系:颈内动脉以颅底的颈动脉管外口为界分为颅外段和颅内段。颅内段分为颞骨岩部段、海绵窦段、膝段、前床突上段和终段。海绵窦段、膝段、前床突上段通常合称为颈内动脉虹吸部。终段分出大脑前动脉和大脑中动脉处成为颈内动脉分叉部。颈内动脉的分支主要有大脑前动脉、大脑中动脉、脉络丛前动脉、后交通动脉和眼动脉。

大脑前动脉依据其行程分为5段,分别是水平段、胼胝体下段、膝段、胼周段、终段。大脑中动脉为颈内动脉的直接延续,依据其行程分为5段,分别为水平段(眶段)、回旋段(岛叶段)、侧裂段、分叉段和终段。

(2)椎-基底动脉系

1)椎动脉:发自锁骨下动脉,依据其行程分为5段,分别为横突孔段、横段、寰椎段、枕骨大孔段和颅内段。椎动脉颅内段的主要分支有小脑下后动脉。

2)基底动脉:双侧椎动脉汇合成基底动脉,经脑桥基底沟上行,至脑桥上缘分为左、右侧大脑后动脉。主要分支有小脑下前动脉、脑桥动脉、小脑上动脉和大脑后动脉。大脑后动脉依据其行程分为4段:水平段、纵行段、颞支段和终段。

(3)大脑动脉环:又称Willis环,位于端脑底部和蝶鞍上方,环绕视交叉、灰结节和乳头体等,由前交通动脉和成对的大脑前动脉、颈内动脉末端、后交通动脉和大脑后动脉形成,对脑血液供应的调节和代偿起重要作用。

4. 蝶鞍区 蝶鞍区是指颅中窝中央部的蝶鞍及其周围区域,前界为前床突外侧缘和交叉前沟的前缘,后界是后床突和鞍背,两侧为颈动脉沟。该区的主要结构有:蝶鞍、蝶窦、垂体、海绵窦、鞍周血管和神经等。蝶鞍区范围小、结构多、毗邻关系复杂,是疾病的多发部位。

(1)蝶鞍:位于颅中窝的中央部,包括中床突、交叉前沟、鞍结节、垂体窝、鞍背和后床突,形似马鞍。

(2)鞍膈:为颅底的硬脑膜覆盖在垂体窝上方的隔膜状结构,分隔蝶鞍与颅腔。鞍膈中央有一小孔,称膈孔,有垂体柄通过。

(3)垂体:位于垂体窝内,借垂体柄经膈孔与第三脑室底的灰结节连接。垂体上方借鞍膈与视神经、视交叉相邻,若垂体增大,向上可压迫视神经,导致视觉障碍。垂体的下面隔鞍底与蝶窦相邻,垂体两侧与海绵窦相邻。

垂体高度依性别和年龄不同而不同。鞍周神经有视神经、视交叉和视束、动眼神经、滑车神经、三叉神经、展神经。三叉神经腔又称Meckel腔,位于颞骨岩部尖端处,是颅后窝伸向颅中窝后内侧部的一个硬膜隐窝,内有三叉神经节和三叉神经池(三叉神经腔内的蛛网膜下隙)。

(二)颅脑影像表现特点

1. CT表现特点 颅骨呈高密度影,其内的含气腔如上颌窦、蝶窦呈低密度;脑实质的髓质密度略低于皮质,基底核的密度类似于皮质并略高于邻近的内囊;脑室和蛛网膜下池内的脑脊液呈水样低密度。

2. MRI表现特点 脑髓质信号在T_1WI上稍高于脑皮质,在T_2WI上则稍低;脑脊液在

T_1WI 为低信号,在 T_2WI 为高信号;脂肪组织在 T_1WI 和 T_2WI 上均为高信号;脑神经呈等信号,以 T_1WI 显示最佳;骨皮质、钙化灶和硬脑膜在 T_1WI、T_2WI 上均为低信号;鼻旁窦等含气腔均无信号或呈低信号;流动的血液因流空效应在 T_1WI 和 T_2WI 上均为低信号,血流缓慢或异常时则信号增高且不均匀。

(三)颅脑影像解剖

1. CT 影像解剖 头皮皮下脂肪与肌肉有明显的密度差,肌肉为中等密度影,脂肪呈低密度影。

颅底层面以颅骨及含气的腔隙为主,形成良好的自然对比,比如枕骨大孔、乳突小房、颈静脉孔、卵圆孔、破裂孔等呈低密度影。颅骨内、外板为高密度影,板障为中等密度影,含气腔隙为低密度影,颅缝及板障血管显示为线状低密度影。脑回及蛛网膜颗粒压迹可致局部颅板变薄。脑膜正常情况下不显示。

脑内皮髓质分界清楚,皮质密度稍高于髓质。深部基底核灰质核团密度与皮质相近。颅后窝脑干(中脑、脑桥和延髓)及小脑在周围的蛛网膜下池衬托下显示清楚,内部神经核团显示不清。脑室及蛛网膜下隙含脑脊液,为均匀水样低密度影。

CT 显示钙化概率较 X 线片高,表现为斑片状、小团状或点条状高密度影,常见的生理性钙化有松果体钙化、大脑镰钙化、侧脑室脉络丛钙化,基底核钙化在高龄人群中常见。增强扫描脑实质轻度强化,而血管、脉络丛、垂体、松果体及硬脑膜明显强化。

2. MRI 影像解剖 MRI 具有较高的软组织分辨力,显示软组织病变优于 CT。能多方位、多参数成像,使病变的定位及定性诊断更准确,利用其流空效应还可观察部分血管情况。MRI 无骨伪影干扰,对颅后窝的病变显示明显优于 CT。对于先天发育畸形,MRI 多方位成像能更清楚地显示畸形的形态学改变。MRI 功能成像对疾病的进一步诊断能提供较大的帮助。

头皮皮下组织含大量脂肪,在 T_1WI 和 T_2WI 上均呈高信号。颅骨内外板、脑膜及含气的孔和窦腔等几乎不含或少含氢质子,在 T_1WI 和 T_2WI 上呈低信号。颅骨板障内含脂肪较多,以黄骨髓为主,在 T_1WI 和 T_2WI 上均呈高信号。脑髓质比脑皮质含氢质子少,所以 T_1 值和 T_2 值较皮质长,脑髓质信号在 T_1WI 上高于脑皮质,在 T_2WI 上低于脑皮质。脑内灰质核团的信号同皮质,一些神经核团含铁质或钙盐沉积如苍白球、红核等,在 T_2WI 上呈低信号。脑室及蛛网膜下隙均含脑脊液,以水为主,信号均匀,T_1WI 呈低信号,T_2WI 呈高信号,水抑制 T_2WI 像呈低信号。脑血管内血流迅速形成流空效应,在 T_1WI 和 T_2WI 上均呈低信号;血流缓慢时,则呈高信号。高分辨力 MRI 能够显示出各对脑神经,以 T_1WI 显示为佳,呈等信号。矢状位显示垂体清楚,腺垂体信号同脑实质,神经垂体在 T_1WI 上呈高信号。增强后脑实质轻度强化,血供丰富及无血脑屏障的结构强化明显。

(四)脑血管影像解剖

1. 大脑动脉环 在 CT、MRI 颅底动脉像上可见大脑动脉环。颈内动脉末端向内侧发出大脑前动脉,前交通动脉将两侧的大脑前动脉相连接。颈内动脉末端向后发出后交通动脉,与大脑后动脉相吻合。基底动脉末端向外侧延续为左、右大脑后动脉,与后交通动脉相吻合后转向后走行。由前交通动脉、大脑前动脉、颈内动脉末端、后交通动脉、大脑后动脉共同吻合形成大脑动脉环。

2. 颈内动脉系

(1)大脑前动脉:自颈内动脉分出后行至内侧中线处发出分支,与对侧相吻合形成前交通动脉,主干位于大脑纵裂池内,沿胼胝体自前下弯曲行向后上,至顶枕沟前消失。

(2)大脑中动脉:为颈内动脉的延续部分,其行向外侧,然后绕过岛叶表面进入大脑半球上外侧面的外侧沟内,至外侧沟末端分叉后延续为角回动脉。

3. 椎 - 基底动脉系 椎动脉向上穿第 6 颈椎至第 1 颈椎横突孔,经寰椎上方、枕骨大孔进入颅腔内,发出小脑下后动脉和脊髓动脉、延髓动脉,在延髓脑桥沟处左、右两侧椎动脉汇合成基底动脉。基底动脉沿脑桥基底沟上行至脑桥上缘后分为左、右侧大脑后动脉。基底动脉的主要分支有小脑下前动脉、小脑上动脉、脑桥动脉和迷走动脉等。大脑后动脉自基底动脉分出后,绕大脑脚向后行至小脑幕上方,经海马旁回后端进入距状沟。

(五)蝶鞍区影像解剖

1. 蝶鞍区的横断面 蝶鞍区的横断面以鞍膈和鞍底为界分为上、中、下部。上部为鞍膈以上的层面,主要特征是有宽阔的鞍上池,多呈六角形,其内主要结构有视束、视交叉、漏斗或垂体柄等。中部的横断面主要观察垂体的位置、形态及其与海绵窦的关系。垂体位于垂体窝内,呈卵圆形,其前、后方分别为骨性的鞍结节和鞍背,两侧是海绵窦。海绵窦内有神经和 / 或颈内动脉走行。下部的横断面主要观察蝶窦的形态和三叉神经腔内的三叉神经节及其分支。

2. 蝶鞍区的冠状断面 蝶鞍区的冠状断面以垂体为界分为前、中、后部。前部的冠状断面主要观察前床突和视神经。中部的冠状断面主要观察垂体、蝶窦和海绵窦,为显示蝶鞍区结构的最佳冠状断面。垂体位于垂体窝内,其上方有鞍膈覆盖,其中间的膈孔内有垂体柄通过。垂体上方有视交叉,下方为蝶窦,两侧是海绵窦及其内的颈内动脉和脑神经。后部的冠状断面主要观察鞍背、海绵窦后份和三叉神经腔及其内的三叉神经节。

3. 蝶鞍区的正中矢状断面 蝶鞍区中部的矢状断面主要观察垂体窝、垂体和蝶窦。垂体位于垂体窝内,其与蝶窦之间的鞍底常呈平直状,可自鞍底上缘至垂体上缘测量垂体高度,也可测量垂体的最大前后径,是诊断垂体是否增大的主要方法。垂体可分为腺垂体和神经垂体,其前上方有视交叉通过。在 MRI 正中矢状断面 T_1WI 上垂体可显示为前部较大的腺垂体和后部较小、呈高信号的神经垂体。

三、习 题

(一)名词解释

1. 翼点
2. MRA
3. DSA
4. CTA
5. 基底核
6. 纹状体
7. 基底节区
8. 放射冠区
9. 半卵圆中心
10. 内囊
11. 侧脑室三角区
12. 海绵窦
13. 蛛网膜下隙
14. 颅内生理性钙化
15. Meckel 腔

（二）填空题

1. 脑由_____、_____、_____、_____、_____和_____六部分组成。

2. 脑的被膜自外向内依次分为_____、_____和_____。

3. 脑动脉造影包括_____和_____造影。

4. 颅腔是由成对的_____、_____和不成对的_____、_____、_____、_____8块颅骨围成的空腔。

5. 内囊后肢的血管栓塞或出血可导致_____、_____和_____，即"三偏"综合征。

6. 大脑半球表面有_____、_____、_____三条恒定的沟，将每侧大脑半球分为_____、_____、_____、_____和_____共五叶。

7. 基底核又称_____，是位于大脑半球基底部的髓质中的灰质核团，包括_____、_____、_____和_____。

8. 尾状核分为_____、_____、_____三部分。

9. _____和_____合称为纹状体，其中_____称为旧纹状体，_____和_____称为新纹状体。

10. 大脑髓质由大量神经纤维组成，可分为_____纤维、_____纤维和_____纤维三类。

11. 投射纤维通过_____、_____与_____之间聚集成宽阔致密的白质带，称为内囊。内囊自前向后分为内囊_____、_____和_____三部分。

12. 间脑可分为_____、_____、_____、_____和_____。

13. 下丘脑由_____、_____和_____三部分组成。

14. 小脑由中间的_____和两侧的_____组成，借小脑上、中、下脚分别与_____、_____和_____相连。

15. 小脑可分为_____叶、_____叶和_____叶三部分。

16. 小脑核包括_____、_____、_____和_____。

17. 脑桥与延髓之间为_____沟，沟内自内侧向外侧分别有_____、_____和_____神经出入。

18. 脑室系统包括_____、_____、_____以及连通脑室的_____和_____。

19. 侧脑室可分为_____、_____、_____和_____四部分，借_____与第三脑室相通。

20. 硬脑膜包裹于脑的表面，并向内发出四个突起分别形成_____、_____、_____和_____。

21. 海绵窦腔内的神经是_____，位于外侧壁的神经有_____、_____、_____和_____。

22. 第五脑室又称为_____；第六脑室又称为_____。

23. 幕上脑组织接受_____系和_____的血液供应，而幕下脑组织则接受_____系的血液供应。

24. 颈内动脉以颅底的_____为界分为颅外段和颅内段，颅内段分为_____、_____、_____、_____和_____共五段。

25. _____、_____和_____通常合称为颈内动脉虹吸部。

26. 椎动脉发自_____动脉，依据其行程分为：_____、_____、_____、_____和_____共五段。

27. 双侧椎动脉汇合成_____，至脑桥上缘分为左、右侧_____。

28. 鞍周神经有_____、视交叉和视束、_____、_____、_____、_____。

29. 三叉神经腔位于颞骨岩部尖端处，内有_____和_____。

30. 在脑部横断面上，自外侧沟至正中线的结构依次是_____、_____、_____、_____、_____、_____。

31. 横断面上中脑自前向后的结构为_____、_____、_____和_____四部分。

32. 在胼胝体膝以前的冠状断面上，大脑半球上外侧面自上而下为_____、_____、_____和_____、_____。

33. 在正中矢状断面，位于前连合和垂体之间的结构有_____、_____和_____。

34. 大脑皮质的视觉中枢位于_____两侧的皮质，听觉中枢位于_____。

35. 大脑动脉环又称为 Willis 环，位于端脑底部和蝶鞍上方，由_____、_____、_____、_____、_____形成，对脑血液供应的调节和代偿起重要作用。

36. 成人颅骨内外板在 CT 上呈_____，在 MRI 的 T_1WI 和 T_2WI 上呈_____；板障在 CT 上呈_____，在 MRI 的 T_1WI 和 T_2WI 上呈_____。

37. 气体在 CT 上呈_____，在 MRI 的 T_1WI 和 T_2WI 上呈_____。水在 CT 上呈_____，在 MRI 的 T_1WI 上呈_____，在 T_2WI 上呈_____。

38. 在 CT 横断面图像上鞍上池由_____、_____和_____共同组成，前界是_____，后界是_____，两侧界为_____。

39. 松果体位于_____的后上部，在影像学检查中可作为_____的定位标志。

40. CT 蝶鞍层面上，蝶鞍的两侧是_____和_____。

41. 鞍上池前角延续为_____，前外侧角延续为_____，后外侧角延续为_____，后角延续为_____。

42. 垂体分为_____和_____两部分，其后上部分在 T_1WI 上常呈_____信号，为神经垂体所在。

43. 大脑深静脉包括_____、_____和_____，引流_____等处的静脉血。

44. 脑干由_____、_____和_____组成。

45. 图 1-1 是头部 CT 横断面图，请填写相应部位的具体名称：①_____；②_____；③_____；④_____；⑤_____。

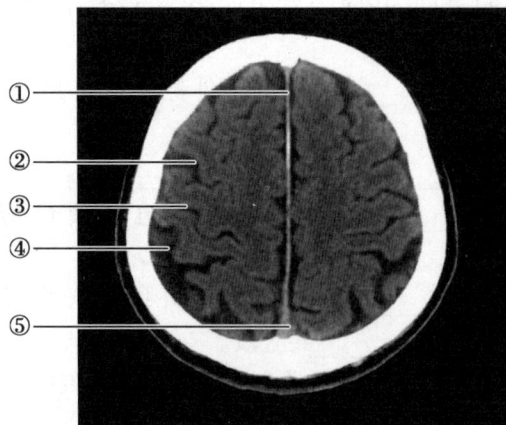

图 1-1 第 45 题

46. 图 1-2 是头部 MRI T_1WI 横断面图像,请填写相应部位的具体名称:①_____;②_____;③_____;④_____;⑤_____;⑥_____。

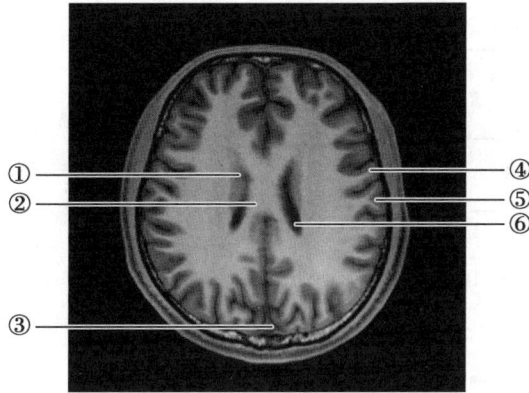

图1-2　第46题

47. 图 1-3 是头部 MRI T_1WI 横断面图像,请填写相应部位的具体名称:①_____;②_____;③_____;④_____;⑤_____;⑥_____;⑦_____。

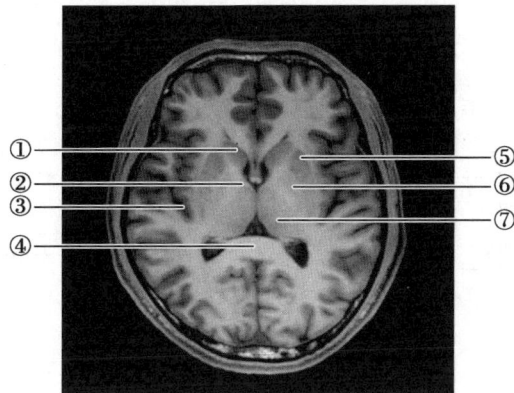

图1-3　第47题

48. 图 1-4 是头部 MRI T_2WI 横断面图像,请填写相应部位的具体名称:①_____;②_____;③_____;④_____;⑤_____。

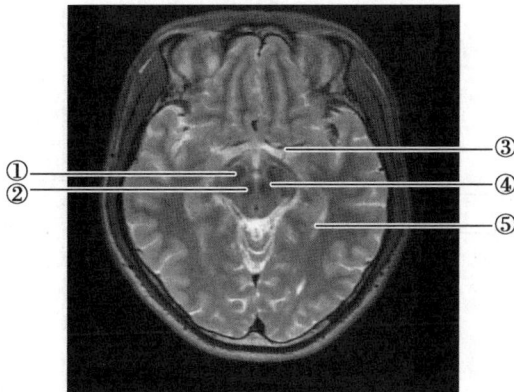

图1-4　第48题

49. 图 1-5 是头部 MRI T$_2$WI 冠状断面图像,请填写相应部位的具体名称:①_____;
②_____;③_____;④_____;⑤_____。

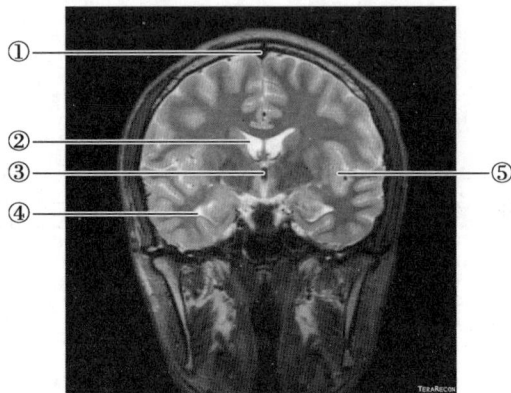

图 1-5　第 49 题

50. 图 1-6 是头部 MRI T$_1$WI 矢状断面图像,请填写相应部位的具体名称:①_____;
②_____;③_____;④_____;⑤_____;⑥_____。

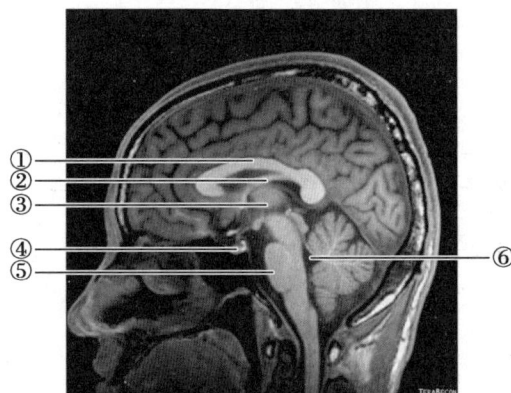

图 1-6　第 50 题

51. 图 1-7 是脑动脉 CT 图像,请填写相应部位的具体名称:①_____;②_____;
③_____;④_____;⑤_____。

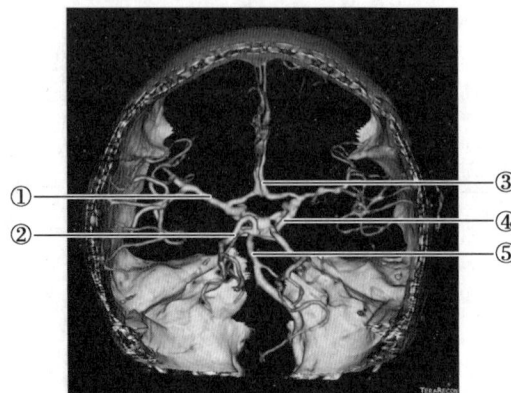

图 1-7　第 51 题

52. CTA 上,颈内动脉起始处呈梭形膨大,称为_____,该段和_____是狭窄的好发部位。

53. 大脑中动脉_____发出中央支,称_____,易破裂出血,又称为"出血动脉"。

54. 从毗邻关系上看,_____和_____分别与面神经、三叉神经关系密切。

55. 大脑浅静脉包括_____、_____和_____三组,引流_____的静脉血。

(三) 单项选择题

【A₁ 型题】

1. 脑干包括

    A. 间脑、脑桥、小脑　　　　　　　B. 丘脑、脑桥、延髓

    C. 中脑、脑桥、延髓　　　　　　　D. 端脑、中脑、脑桥

    E. 小脑、脑桥、延髓

2. 关于头部结构的配布特点叙述**不正确**的是

    A. 脑由灰质和白质构成　　　　　　B. 神经核由灰质形成

    C. 脑表面有三层被膜　　　　　　　D. 髓质由神经纤维和灰质组成

    E. 脑组织内存在脑室

3. 关于脑实质成像叙述**不正确**的是

    A. 脑皮质密度高于髓质密度

    B. 脑髓质信号在 T_1WI 上高于脑皮质,在 T_2WI 上低于脑皮质

    C. 脑实质增强无强化

    D. 基底核密度近皮质密度

    E. 内囊信号同髓质

4. 关于大脑半球外形叙述正确的是

    A. 大脑纵裂将左、右大脑半球完全分隔

    B. 大脑半球内侧面距状沟与枕前切迹之间为楔叶

    C. 岛叶位于外侧沟的深部

    D. 海马和齿状回属于海马旁回

    E. 大脑横裂将两侧大脑半球分开

5. 关于脑的分叶叙述**不正确**的是

    A. 额叶在外侧沟上方和中央沟以前

    B. 枕叶位于大脑半球后部

    C. 岛叶位于外侧沟的深部

    D. 顶、枕、颞叶在上外侧面有明显的分界标志

    E. 顶叶位于外侧沟上方、中央沟后方

6. 关于外侧沟叙述正确的是

    A. 水平部内侧为岛叶　　　　　　　B. 横断面上垂直部呈上下走向

    C. 冠状断面上垂直部呈前后走向　　D. 垂直部位于岛叶与颞叶之间

    E. 冠状断面上水平部呈内外走向

7. 关于中央沟叙述**不正确**的是

    A. 大部分中央沟为一不被中断的沟　　B. 中央沟较深

    C. 中央后回皮质厚于中央前回　　　　D. 前方为中央前回

E. 后方为中央后回

8. 关于顶枕沟叙述**不正确**的是
   A. 横断面上为胼胝体压部后方最深的一条脑沟
   B. 是顶叶和枕叶的分界线
   C. 顶枕沟前方为楔前叶
   D. 顶枕沟后方是楔叶
   E. 楔前叶属于枕叶

9. 角回属于
   A. 额叶   B. 顶叶   C. 枕叶
   D. 岛叶   E. 颞叶

10. 大脑半球内侧面的脑回**不包括**
    A. 中央旁小叶   B. 楔叶   C. 舌回
    D. 扣带回   E. 海马旁回

11. **不参与**构成边缘叶的结构是
    A. 扣带回   B. 海马旁回   C. 胼胝体
    D. 海马   E. 齿状回

12. 基底核**不包括**
    A. 松果体   B. 尾状核   C. 豆状核
    D. 屏状核   E. 杏仁体

13. 关于尾状核叙述**不正确**的是
    A. 为呈弓形棒状的灰质团块   B. 尾状核头形成侧脑室前角的外侧壁
    C. 分为头、体、尾三部分   D. 终于乳头体
    E. 尾状核尾沿着背侧丘脑的外侧缘向后

14. 关于豆状核叙述**不正确**的是
    A. 位于背侧丘脑的外侧   B. 呈双凸透镜状
    C. 分为壳和苍白球   D. 横断面上呈尖伸向内侧的楔形
    E. 不属于纹状体

15. 新纹状体包括
    A. 尾状核和豆状核   B. 尾状核和壳
    C. 苍白球和屏状核   D. 尾状核和杏仁体
    E. 尾状核和苍白球

16. 关于基底节区叙述**不正确**的是
    A. 属于端脑   B. 基底节区包含丘脑
    C. 具体边界不太明确   D. 包括基底核及其周围的白质
    E. 灰白质混合性结构

17. 关于联络纤维叙述正确的是
    A. 是联系同侧半球内各部分皮质的纤维
    B. 是联系大脑皮质与皮质下结构的上、下行纤维
    C. 是连合左、右半球皮质的纤维
    D. 包括胼胝体、前连合和穹窿连合

E. 包括辐射冠和内囊

18. 关于胼胝体叙述**不正确**的是
    A. 属于连合纤维
    B. 是连合左、右半球皮质的纤维
    C. 位于大脑纵裂的底部
    D. 分嘴、膝、干和压部四部分
    E. 胼胝体的下面构成第三脑室顶

19. 内囊位于
    A. 豆状核、尾状核和纹状体之间
    B. 豆状核、尾状核和壳之间
    C. 豆状核、尾状核和背侧丘脑之间
    D. 豆状核、背侧丘脑和纹状体之间
    E. 豆状核、背侧丘脑和杏仁体之间

20. 关于背侧丘脑叙述**不正确**的是
    A. 被大脑半球所覆盖
    B. 内侧面形成第三脑室侧壁
    C. 内部有一由白质构成的内髓板
    D. 是一对卵圆形的白质团块
    E. 内髓板在水平面上呈 Y 字形

21. 下丘脑的前界是
    A. 灰结节
    B. 垂体
    C. 乳头体
    D. 视交叉
    E. 松果体

22. 关于小脑叙述**不正确**的是
    A. 由蚓部和两侧的小脑半球组成
    B. 分为绒球小结叶、前叶和后叶
    C. 小脑半球下面的隆起称为小脑扁桃体
    D. 借小脑上脚与中脑背面相连
    E. 借小脑中脚与延髓后外侧面相连

23. 最大的小脑核是
    A. 栓状核
    B. 齿状核
    C. 顶核
    D. 球状核
    E. 柱状核

24. **不与**延髓相连的脑神经是
    A. 三叉神经
    B. 舌下神经
    C. 舌咽神经
    D. 迷走神经
    E. 副神经

25. 颅腔内听神经瘤最容易压迫的神经是
    A. 三叉神经
    B. 展神经
    C. 面神经
    D. 迷走神经
    E. 动眼神经

26. 含有脉络丛的侧脑室部分是
    A. 中央部和前角
    B. 中央部和后角
    C. 中央部和下角
    D. 前角和下角
    E. 中央部、三角区和下角

27. 关于第四脑室叙述**不正确**的是
    A. 位于中脑、脑桥背侧与小脑之间
    B. 向上借中脑导水管连通第三脑室
    C. 向下连通脊髓中央管
    D. 外侧孔和正中孔通向蛛网膜下隙
    E. 底为菱形窝

28. 在颈静脉孔处出颅续为颈内静脉的是

A. 海绵窦　　　　　　　　B. 横窦　　　　　　　　C. 乙状窦

D. 窦汇　　　　　　　　　E. 直窦

29. 关于海绵窦叙述**不正确**的是

A. 为蝶鞍及蝶窦两旁两层硬脑膜间的腔隙

B. 两侧海绵窦间无连通

C. 内有许多结缔组织小梁形似海绵

D. 窦腔内壁有颈内动脉和展神经

E. 海绵窦两侧形状和大小对称

30. 位于海绵窦外侧壁的神经**不包括**

A. 展神经　　　　　　　　B. 眼神经　　　　　　　　C. 动眼神经

D. 上颌神经　　　　　　　E. 滑车神经

31. 位于海绵窦外侧壁最上方的神经是

A. 展神经　　　　　　　　B. 眼神经　　　　　　　　C. 动眼神经

D. 上颌神经　　　　　　　E. 滑车神经

32. 关于蛛网膜下隙叙述**不正确**的是

A. 位于脑蛛网膜与软脑膜之间　　　　B. 向下与脊髓蛛网膜下隙相连通

C. 内充满脑脊液　　　　　　　　　　D. 在脑的沟、裂等处形成蛛网膜下池

E. 蛛网膜下池之间界限明确,彼此无交通

33. 关于硬脑膜窦叙述**不正确**的是

A. 内面衬以内皮细胞　　　　　　　　B. 窦内含有动脉血

C. 窦壁无平滑肌,不能收缩　　　　　D. 损伤出血时难以止血

E. 窦内含有静脉血

34. CT 图像上鞍上池的形态**不可能**是

A. 六角形　　　　　　　　　　　　　B. 五角形

C. 四角形　　　　　　　　　　　　　D. 三角形

E. 由于体位和扫描基线不同形态可变

35. 颈内动脉的直接延续是

A. 大脑前动脉　　　　　　B. 大脑中动脉　　　　　　C. 大脑后动脉

D. 眼动脉　　　　　　　　E. 后交通动脉

36. **不属于**颈内动脉分支的是

A. 大脑前动脉　　　　　　B. 大脑中动脉　　　　　　C. 眼动脉

D. 前交通动脉　　　　　　E. 后交通动脉

37. **不参与**大脑动脉环形成的是

A. 前交通动脉　　　　　　B. 大脑前动脉　　　　　　C. 大脑中动脉

D. 大脑后动脉　　　　　　E. 颈内动脉末端

38. 关于垂体叙述**不正确**的是

A. 位于垂体窝内

B. 经膈孔与第三脑室底的灰结节连接

C. 垂体增大向上可压迫视神经

D. 两侧与海绵窦相邻

E. 垂体高度标准恒定不变

39. 在大脑横断面上,最靠近脑中线的结构是
    A. 岛叶
    B. 颞叶
    C. 尾状核
    D. 枕叶
    E. 豆状核

40. 大脑的脑脊液主要产生于
    A. 脉络丛
    B. 蛛网膜粒
    C. 硬脑膜窦
    D. 软脑膜
    E. 蛛网膜

41. 大脑的中央沟分隔
    A. 额叶和顶叶
    B. 额叶和颞叶
    C. 顶叶和枕叶
    D. 颞叶和枕叶
    E. 枕叶和岛叶

42. 豆状核与屏状核之间的白质区为
    A. 内囊
    B. 外囊
    C. 最外囊
    D. 视辐射
    E. 听辐射

43. 海马位于侧脑室下角的
    A. 上壁
    B. 下壁
    C. 前壁
    D. 后壁
    E. 下内侧壁

44. 胼胝体压部两侧的腔隙为侧脑室的
    A. 前角
    B. 中央部
    C. 三角区
    D. 后角
    E. 下角

45. 半卵圆中心横断面上的结构**不包括**
    A. 扣带回
    B. 缘上回
    C. 中央前沟
    D. 中央后沟
    E. 顶枕沟

46. 红核和黑质横断面上的结构**不包括**
    A. 侧脑室
    B. 第三脑室
    C. 中脑导水管
    D. 胼胝体膝
    E. 大脑脚底

47. 内囊横断面上的结构**不包括**
    A. 尾状核
    B. 壳
    C. 屏状核
    D. 第三脑室
    E. 背侧丘脑

48. 鞍上池横断面上的结构**不包括**
    A. 交叉池
    B. 大脑纵裂池
    C. 小脑上池
    D. 四叠体池
    E. 环池

49. 第四脑室横断面上的结构**不包括**
    A. 小脑上脚
    B. 小脑中脚
    C. 脑桥
    D. 小脑蚓
    E. 小脑半球

50. 在横断面上,上矢状窦的常见形态是
    A. 三角形
    B. 四角形
    C. 圆形
    D. 卵圆形
    E. 不规则形

51. 从颅顶至颅底的横断面上,侧脑室最先出现的是
    A. 前角
    B. 中央部
    C. 三角区
    D. 后角
    E. 下角

52. 从腹侧至背侧的冠状断面上,胼胝体最先出现的是
    A. 嘴   B. 膝   C. 干
    D. 压部   E. 体部

53. 从腹侧至背侧的冠状断面上,侧脑室最先出现的是
    A. 前角   B. 中央部   C. 三角区
    D. 后角   E. 下角

54. 尾状核头和尾状核体在冠状断面上位于侧脑室的
    A. 内上壁   B. 外上壁   C. 下壁
    D. 内侧壁   E. 外侧壁

55. 胼胝体膝以前冠状断面上的结构**不包括**
    A. 扣带沟   B. 扣带回   C. 直回
    D. 眶回   E. 侧脑室前角

56. 透明隔冠状断面上的结构**不包括**
    A. 豆状核   B. 尾状核头   C. 内囊前肢
    D. 中央前回   E. 中央后回

57. 侧脑室下角内下壁上的弯曲结构是
    A. 海马旁回   B. 海马沟   C. 海马
    D. 钩   E. 枕颞内侧回

58. 胼胝体压部冠状断面上的结构为侧脑室的
    A. 前角   B. 中央部   C. 三角区
    D. 后角   E. 下角

59. 颅脑正中矢状断面上的结构**不包括**
    A. 顶枕沟   B. 中央沟   C. 距状沟
    D. 扣带沟   E. 胼胝体沟

60. 颅脑正中矢状断面上的蛛网膜下池**不包括**
    A. 脚间池   B. 桥池   C. 延池
    D. 小脑延髓池   E. 脑桥小脑角池

61. 颅脑正中矢状断面上的脑回**不包括**
    A. 中央旁小叶   B. 额内侧回   C. 顶上小叶
    D. 楔前叶   E. 楔叶

62. 颅脑正中矢状断面上的脑室**不包括**
    A. 侧脑室   B. 第三脑室   C. 第四脑室
    D. 第五脑室   E. 第六脑室

63. 分布于岛叶的脑血管是
    A. 大脑前动脉   B. 大脑中动脉   C. 大脑后动脉
    D. 前交通动脉   E. 后交通动脉

64. 后交通动脉瘤易压迫的脑神经是
    A. 视神经   B. 滑车神经   C. 动眼神经
    D. 三叉神经   E. 展神经

65. 椎-基底动脉系的分支中行程弯曲、易发生血栓的是
    A. 小脑上动脉 　　　　　　 B. 小脑下前动脉 　　　　　　 C. 小脑下后动脉
    D. 脊髓动脉 　　　　　　 E. 延髓动脉

66. 垂体视交叉冠状断面上的结构**不包括**
    A. 动眼神经 　　　　　　 B. 颈内动脉 　　　　　　 C. 蝶窦
    D. 海绵窦 　　　　　　 E. 三叉神经腔

67. 垂体正中矢状断面上的结构**不包括**
    A. 蝶窦 　　　　　　 B. 鞍背 　　　　　　 C. 前床突
    D. 视交叉 　　　　　　 E. 乳头体

68. 三叉神经腔在横断面上位于颈内动脉的
    A. 内侧 　　　　　　 B. 外侧 　　　　　　 C. 前方
    D. 后方 　　　　　　 E. 上方

69. 三叉神经腔在冠状断面上位于颈内动脉的
    A. 内上方 　　　　　　 B. 外下方 　　　　　　 C. 内下方
    D. 外上方 　　　　　　 E. 外侧

70. 三叉神经腔在矢状断面上位于颈内动脉的
    A. 上方 　　　　　　 B. 下方 　　　　　　 C. 内侧
    D. 外侧 　　　　　　 E. 中线

71. 关于基底核叙述**不正确**的是
    A. 又称基底节
    B. 位于大脑半球基底部的髓质中
    C. 在端脑底部的灰质中
    D. 包括尾状核、豆状核、屏状核和杏仁体
    E. 是灰质核团

72. 正常生理性基底核钙化主要分布在
    A. 尾状核头部 　　　　　　 B. 尾状核体部 　　　　　　 C. 壳
    D. 杏仁核 　　　　　　 E. 苍白球

73. 边缘系统**不包括**
    A. 扣带回 　　　　　　 B. 海马回 　　　　　　 C. 颞横回
    D. 钩回 　　　　　　 E. 杏仁核

74. 侧脑室前角外侧是
    A. 尾状核头部 　　　　　　 B. 尾状核体部 　　　　　　 C. 内囊
    D. 苍白球 　　　　　　 E. 杏仁核

75. 在 CT 横断面上,窦汇以上断面小脑幕呈
    A. "Y"形 　　　　　　 B. "八"字形 　　　　　　 C. "W"形
    D. "O"形 　　　　　　 E. "M"形

76. 正常成年人脑沟宽
    A. 小于 5mm 　　　　　　 B. 小于 8mm 　　　　　　 C. 小于 10mm
    D. 小于 12mm 　　　　　　 E. 小于 15mm

77. 与鞍上池外侧角相连的是

    A. 大脑外侧窝池   B. 大脑纵裂池   C. 脚间池

    D. 环池   E. 桥池

78. 与语言理解功能密切相关的脑叶是

    A. 额叶   B. 顶叶   C. 颞叶

    D. 枕叶   E. 岛叶

【B 型题】

(79~81 题共用备选答案)

    A. 联系同侧半球内各部分皮质的纤维

    B. 联系大脑皮质与皮质下结构的上、下行纤维

    C. 连合左、右半球皮质的纤维

    D. 联系小脑与延髓的纤维

    E. 联系小脑与脑桥的纤维

79. 关于联络纤维叙述正确的是

80. 关于连合纤维叙述正确的是

81. 关于投射纤维叙述正确的是

(82~84 题共用备选答案)

    A. 辐射冠、内囊   B. 胼胝体、内囊   C. 胼胝体、前连合

    D. 扣带、胼胝体   E. 钩束、上纵束

82. 属于联络纤维的是

83. 属于连合纤维的是

84. 属于投射纤维的是

(85~87 题共用备选答案)

    A. 缘上回   B. 中央前回   C. 中央旁小叶

    D. 舌回   E. 颞横回

85. 位于额叶的是

86. 位于顶叶的是

87. 位于颞叶的是

(88~90 题共用备选答案)

    A. 上矢状窦   B. 下矢状窦   C. 横窦

    D. 直窦   E. 乙状窦

88. 位于大脑镰上缘的是

89. 位于大脑镰下缘的是

90. 位于大脑镰与小脑幕连接处的是

(91~93 题共用备选答案)

    A. 环池   B. 大脑纵裂池   C. 脚间池

    D. 大脑外侧窝池   E. 脑桥小脑角池

91. 桥池向外侧的延续为

92. 鞍上池前角伸向两侧额叶之间,并延续为

93. 鞍上池后角延续为

（94~96 题共用备选答案）

　　A. 高信号　　　　　　　B. 高密度　　　　　　　C. 等信号

　　D. 低密度　　　　　　　E. 低信号

94. 脑脊液在 T_2WI 呈

95. 脑神经在 T_1WI 呈

96. 骨皮质在 T_2WI 呈

（97~99 题共用备选答案）

　　A. 高信号　　　　　　　B. 高密度　　　　　　　C. 等密度

　　D. 低密度　　　　　　　E. 低信号

97. 皮下脂肪在 CT 上呈

98. 板障在 CT 上呈

99. 颅脑生理性钙化在 CT 上呈

（四）简答题

1. 简述脑主要的沟和裂。

2. 简述大脑半球的分叶。

3. 简述脑室系统的组成。

4. 简述侧脑室的分部及通连。

5. 简述大脑动脉环的部位、组成和意义。

6. 简述颈内动脉的分段、分部及主要分支。

7. 简述椎 - 基底动脉系的分段、分部及主要分支。

8. 何谓蛛网膜下池？常见的蛛网膜下池有哪些？

9. 胼胝体分为哪几部分？

10. 简述三叉神经走行。

11. 半卵圆中心的影像表现。

12. 简述蝶鞍区的定义、境界，以及该区的主要结构。

13. 常见的颅内生理性钙化类型。

14. 简述颅脑的 CT 影像特点。

15. 简述颅脑的 MRI 影像特点。

四、参 考 答 案

（一）名词解释

1. 翼点：位于颧弓中点上方约两横指处，由额骨、顶骨、颞骨和蝶骨大翼相交接形成，多呈 H 形，为颅骨的薄弱部分，内面有脑膜中动脉前支通过。

2. MRA：即磁共振血管成像（magnetic resonance angiography，MRA），是利用 MRI 流空效应或流入增强效应，在注射或不注射对比剂的情况下均可进行血管成像的方法。

3. DSA：即数字减影血管造影（digital subtraction angiography，DSA），是通过计算机把血管造影片上的骨与软组织的影像消除，仅突出血管的一种摄影技术，是常规血管造影术和电子计算机图像处理技术相结合的产物。

4. CTA：即 CT 血管造影（computed tomography angiography，CTA），是指静脉团注对比剂后，对比剂流经靶血管时，进行螺旋方式扫描，获得感兴趣组织的容积数据，并三维重建靶血管图像的成像方法。

5. 基底核:又称基底节,是位于大脑半球基底部的髓质中的灰质核团,包括尾状核、豆状核、屏状核和杏仁体。

6. 纹状体:尾状核和豆状核合称为纹状体,其中苍白球称为旧纹状体,尾状核和壳称为新纹状体。

7. 基底节区:属于端脑的灰白质混合性结构,包括基底核及其周围的白质(内囊、外囊、最外囊),是一个边界不太明确的区域。

8. 放射冠区:侧脑室两侧的大片状白质区域称为放射冠区。

9. 半卵圆中心:为横断面上大脑半球内呈半卵圆形的白质区,主要由胼胝体的辐射纤维和经内囊的投射纤维等组成,因横断面上呈半卵圆形而得名。

10. 内囊:是投射纤维通过尾状核、背侧丘脑与豆状核之间聚集成宽阔致密的白质带,横断面上的两侧内囊呈尖伸向内侧的">＜"形,自前向后分为内囊前肢、膝和后肢三部分。

11. 侧脑室三角区:侧脑室中央部、下角和后角三者会合处呈三角形的腔隙,称为侧脑室三角区。

12. 海绵窦:位于蝶鞍及蝶窦两旁,为两层硬脑膜间的不规则腔隙。腔隙内有许多结缔组织小梁,形似海绵而得名。

13. 蛛网膜下隙:位于脑蛛网膜与软脑膜之间,向下与脊髓蛛网膜下隙相连通,内充满脑脊液。

14. 颅内生理性钙化:主要包括松果体、脉络丛、大脑镰及部分脑实质的钙化,无临床意义,不可误认为是病变。

15. Meckel 腔:又称三叉神经腔,位于颞骨岩部尖端处,是颅后窝伸向颅中窝后内侧部的一个硬膜隐窝,内有三叉神经节和三叉神经池(Meckel 腔内的蛛网膜下隙)。

(二) 填空题

1. 端脑　间脑　中脑　脑桥　延髓　小脑
2. 硬脑膜　脑蛛网膜　软脑膜
3. 颈动脉　椎动脉
4. 顶骨　颞骨　额骨　筛骨　蝶骨　枕骨
5. 对侧躯体感觉丧失　对侧偏瘫　对侧视野同向性偏盲
6. 外侧沟　中央沟　顶枕沟　额叶　顶叶　枕叶　颞叶　岛叶
7. 基底节　尾状核　豆状核　屏状核　杏仁体
8. 头　体　尾
9. 尾状核　豆状核　苍白球　尾状核　壳
10. 联络　连合　投射
11. 尾状核　背侧丘脑　豆状核　前肢　膝　后肢
12. 背侧丘脑　下丘脑　底丘脑　上丘脑　后丘脑
13. 视交叉　灰结节　乳头体
14. 蚓部　小脑半球　中脑　脑桥　延髓
15. 绒球小结　前　后
16. 齿状核　栓状核　球状核　顶核
17. 延髓脑桥　展神经　面神经　前庭蜗
18. 侧脑室　第三脑室　第四脑室　室间孔　中脑导水管

19. 前角　中央部　后角　下角　室间孔

20. 大脑镰　小脑幕　小脑镰　鞍膈

21. 展神经　动眼神经　滑车神经　眼神经　上颌神经

22. 透明隔腔　Verga 腔

23. 颈内动脉　大脑后动脉　椎 - 基底动脉

24. 颈动脉管外口　颞骨岩部段　海绵窦段　膝段　前床突上段　终段

25. 海绵窦段　膝段　前床突上段

26. 锁骨下　横突孔段　横段　寰椎段　枕骨大孔段　颅内段

27. 基底动脉　大脑后动脉

28. 视神经　动眼神经　滑车神经　三叉神经　展神经

29. 三叉神经节　三叉神经池

30. 岛叶皮质　最外囊　屏状核　外囊　豆状核　内囊　背侧丘脑

31. 大脑脚底　黑质　红核　背侧丘脑

32. 额上回　额上沟　额中回　额下沟　额下回

33. 乳头体　视交叉　漏斗

34. 枕叶距状沟　颞横回

35. 前交通动脉　成对的大脑前动脉　颈内动脉末端　后交通动脉　大脑后动脉

36. 线状致密影　低信号　低密度影　高信号

37. 极低密度影　低信号　低密度影　低信号　高信号

38. 交叉池　脚间池　桥池　额叶直回　大脑脚底　海马旁回钩

39. 间脑　中线

40. 海绵窦　颈内动脉

41. 大脑纵裂池　大脑外侧窝池　环池　脚间池

42. 腺垂体　神经垂体　高

43. 大脑大静脉　大脑内静脉　基底静脉　深部髓质、基底核、间脑和脉络丛

44. 中脑　脑桥　延髓

45. 大脑镰　中央前沟　中央沟　中央后沟　上矢状窦

46. 尾状核　胼胝体　上矢状窦　中央前回　中央后回　侧脑室中央部

47. 尾状核　内囊　岛叶　胼胝体压部　壳　苍白球　背侧丘脑

48. 大脑脚底　红核　大脑中动脉　黑质　侧脑室下角

49. 上矢状窦　侧脑室　第三脑室　侧脑室下角　岛叶

50. 胼胝体　穹窿　背侧丘脑　垂体　脑桥　第四脑室

51. 大脑中动脉　大脑后动脉　大脑前动脉　后交通动脉　基底动脉

52. 颈动脉窦　颈动脉分叉处

53. 水平段　外侧豆纹动脉

54. 小脑下前动脉　小脑上动脉

55. 大脑上静脉　大脑中浅静脉　大脑下静脉　大脑皮质及邻近髓质

（三）单项选择题

【A₁型题】

1. C　　2. D　　3. C　　4. C　　5. D　　6. D　　7. C　　8. E　　9. B　　10. E

11. C　12. A　13. D　14. E　15. B　16. B　17. A　18. E　19. C　20. D
21. D　22. E　23. B　24. A　25. C　26. E　27. A　28. C　29. B　30. A
31. C　32. E　33. B　34. D　35. B　36. D　37. C　38. E　39. C　40. A
41. A　42. B　43. E　44. C　45. E　46. D　47. D　48. C　49. C　50. A
51. B　52. E　53. A　54. B　55. C　56. E　57. C　58. C　59. B　60. E
61. C　62. A　63. B　64. B　65. C　66. E　67. C　68. B　69. D　70. A
71. C　72. E　73. C　74. A　75. A　76. A　77. A　78. C

【B 型题】

79. A　80. C　81. B　82. E　83. C　84. A　85. B　86. A　87. E　88. A
89. B　90. D　91. E　92. B　93. C　94. A　95. C　96. E　97. D　98. C
99. B

(四) 简答题

1. 简述脑主要的沟和裂。

答:左、右大脑半球之间纵行的裂隙为大脑纵裂,纵裂的底面有连接左、右大脑半球的宽厚的纤维束板,即胼胝体。两侧大脑半球后部与小脑上面之间的裂隙为大脑横裂。脑沟与脑沟之间隆起的部分是脑回。半球内有 3 条恒定的沟,即外侧沟、中央沟、顶枕沟,将每侧大脑半球分为 5 叶,分别为额叶、顶叶、枕叶、颞叶及岛叶。

2. 简述大脑半球的分叶。

答:在外侧沟上方和中央沟以前的部分为额叶,外侧沟以下的部分为颞叶;枕叶位于大脑半球后部,在内侧面为顶枕沟以后的部分;顶叶为外侧沟上方、中央沟后方、枕叶以前的部分;岛叶位于外侧沟深面,被额叶、顶叶、颞叶所掩盖。顶叶、枕叶、颞叶之间在上外侧面并没有明显的大脑沟或回作为分界,以顶枕沟至枕前切迹(在枕极前方 5cm 处)连线的顶枕线为界,后面为枕叶,自顶枕线的中点至外侧沟后端的连线为顶叶、颞叶的分界。

3. 简述脑室系统的组成。

答:脑室系统包括侧脑室、第三脑室、第四脑室以及连通脑室的室间孔和中脑导水管,部分人还可见到发育变异的第五、六脑室。

4. 简述侧脑室的分部及通连。

答:侧脑室位于大脑半球内,可分为侧脑室前角、中央部、后角和下角四部分,借室间孔与第三脑室相通。

5. 简述大脑动脉环的部位、组成和意义。

答:大脑动脉环又称为 Willis 环,位于端脑底部和蝶鞍上方,环绕视交叉、灰结节和乳头体等,由前交通动脉和成对的大脑前动脉、颈内动脉末端、后交通动脉和大脑后动脉形成,对脑血液供应的调节和代偿起重要作用。

6. 简述颈内动脉的分段、分部及主要分支。

答:颈内动脉以颅底的颈动脉管外口为界分为颅外段和颅内段。颅内段分颞骨岩部段、海绵窦段、膝段、前床突上段和终段。海绵窦段、膝段、前床突上段通常合称为颈内动脉虹吸部。终段分出大脑前动脉和大脑中动脉处成为颈内动脉分叉部。颈内动脉的分支主要有大脑前动脉、大脑中动脉、脉络丛前动脉、后交通动脉和眼动脉。

7. 简述椎 - 基底动脉系的分段、分部及主要分支。

答:椎动脉发自锁骨下动脉,依据其行程分为 5 段:横突孔段、横段、寰椎段、枕骨大孔段和颅内段。椎动脉颅内段的主要分支有小脑下后动脉。双侧椎动脉汇合成基底动脉,基底动脉主要分支有:小脑下前动脉、脑桥动脉、小脑上动脉和大脑后动脉。

8. 何谓蛛网膜下池?常见的蛛网膜下池有哪些?

答:蛛网膜下隙在脑的沟、裂等处扩大,形成蛛网膜下池,又称为脑池。常见的蛛网膜下池有小脑延髓池、脚间池、四叠体池、环池、桥池、脑桥小脑角池、大脑大静脉池、帆间池、鞍上池、大脑外侧窝池。

9. 胼胝体分为哪几部分?

答:胼胝体分为胼胝体嘴、胼胝体膝、胼胝体干、胼胝体压部四部分。

10. 简述三叉神经走行。

答:三叉神经是最粗大的脑神经,连于脑桥基底部与小脑中脚移行处。它有3个分支:①眼神经:向前穿入海绵窦外侧壁,位于滑车神经的下方,穿过海绵窦后经眶上裂入眶;②上颌神经:水平向前行于海绵窦外侧壁,由圆孔出颅进入翼腭窝;③下颌神经:经卵圆孔出颅。

11. 半卵圆中心的影像表现。

答:半卵圆中心为横断面上大脑半球内呈半圆形的白质区,主要由胼胝体的辐射纤维和经内囊的投射纤维等组成。因半卵圆中心的纤维主要是有髓纤维,故在 CT 图像上呈低密度影,在 MRI 的 T_1WI 上呈高信号。

12. 简述蝶鞍区的定义、境界,以及该区的主要结构。

答:蝶鞍区是指颅中窝中央部的蝶鞍及其周围区域,前界为前床突外侧缘和交叉前沟的前缘,后界是后床突和鞍背,两侧为颈动脉沟。该区的主要结构有蝶鞍、蝶窦、垂体、海绵窦、鞍周血管和神经等。

13. 常见的颅内生理性钙化类型。

答:颅内生理性钙化主要包括松果体、脉络丛、大脑镰及部分脑实质钙化。

14. 简述颅脑的 CT 影像特点。

答:在 CT 图像上,颅板呈高密度,板障呈中等密度,皮下脂肪层呈低密度;脑灰质密度略高于白质;脑室、脑沟、蛛网膜下池内脑脊液呈低密度影;生理性钙化呈高密度;颅缝及含气腔隙呈低密度。增强后脑实质轻度强化,而血管、脉络丛、垂体、松果体及硬脑膜明显强化。

15. 简述颅脑的 MRI 影像特点。

答:在 MRI 上,皮下组织在 T_1WI 和 T_2WI 上均呈高信号;颅骨内外板、脑膜及含气窦腔等在 T_1WI 和 T_2WI 上呈低信号;颅骨板障在 T_1WI 和 T_2WI 上均呈高信号。脑髓质信号在 T_1WI 上高于脑皮质,在 T_2WI 上低于脑皮质。脑脊液在 T_1WI 上呈低信号,在 T_2WI 上呈高信号,在水抑制 T_2WI 像上呈低信号;脑血管在 T_1WI 和 T_2WI 上均呈低信号,血流缓慢时,则呈高信号。增强后脑实质轻度强化,血供丰富及无血脑屏障结构强化明显。

(黄文华 胡春洪 许 昌)

第二章 头 颈 部

一、学 习 目 标

1. 掌握 中耳和内耳的结构;眼球和眶的结构;鼻旁窦的结构;喉的结构;甲状腺的结构;眼部、鼻旁窦的 CT 表现特点;咽喉部的 CT 表现特点;鼻咽的构成及 CT、MRI 表现特点;咽隐窝的定义;甲状腺的形态、位置和毗邻结构,以及甲状腺的 CT 表现特点。

2. 熟悉 头颈部的境界和分区;上项线、胸锁乳突肌等头颈部的标志性结构;眼副器的结构;鼻腔的结构;口咽和喉咽的结构;颈部筋膜间隙的结构;颈部淋巴结的分布;耳部的 CT 表现特点;眼部的 MRI 表现特点;舌骨的部位、CT 表现特点及在 CT 图像上的意义;甲状软骨、环状软骨的部位及 CT 表现特点;颈部正中矢状断面的 CT 表现特点;咽喉部的 MRI 表现特点;甲状腺的 MRI 表现特点;口咽、喉咽的 MRI 表现特点;颈总动脉、颈内动脉、颈外动脉、椎动脉在颈部的走行及影像表现;颈部结构及颈部淋巴结的配布特点。

3. 了解 头颈部淋巴结的分区;鼻旁窦、耳部的 MRI 表现特点。

二、重点和难点内容

（一）头颈部解剖

1. 耳 又称前庭蜗器,分为外耳、中耳和内耳。

（1）外耳:包括耳郭、外耳道和鼓膜三部分。鼓膜为薄而半透明的椭圆形膜,分为松弛部和紧张部。

（2）中耳:包括鼓室、咽鼓管、乳突窦及乳突小房。

1）鼓室:有 6 个壁,上壁为鼓室盖,下壁为颈静脉壁,前壁为颈动脉壁,后壁为乳突壁,内侧壁为迷路壁,外侧壁由鼓膜和鼓室上隐窝的外侧骨壁构成。内侧壁中部隆起称为岬,其后上方有卵圆形的前庭窗,后下方有圆形的蜗窗。

鼓室内有锤骨、砧骨和镫骨 3 块听小骨。

2）咽鼓管:是鼓室通向鼻咽的管道。

3）乳突窦:为颞骨岩部内的 1 个含气窦,其前壁的上部有乳突窦口,内侧有外骨半规管,前下方有面神经管降部,后方有乙状窦,顶为鼓室盖,底部有数个开口与乳突小房相通。乳突窦的外侧壁由颞骨鳞部的道后突组成,是鼓室手术的常用入路。在成年人其位置相当于颅外面的道上三角区,可经耳甲艇触及。

（3）内耳:是位于鼓室与内耳道底之间的两套复杂管道,即骨迷路和膜迷路。骨迷路从前内向后外沿颞骨岩部长轴排列,依次为耳蜗、前庭和 3 个骨半规管。骨迷路内对应的膜迷路分别为蜗管、椭圆囊和球囊、3 个膜半规管。内耳道是位于颞骨岩部内的骨性管道,内有前庭蜗神经、面神经和迷路动脉。

2. 眼 又称为视器,由眼球和眼副器共同构成。

(1)眼球:由眼球壁和眼球的内容物构成,眼球壁由外向内依次是眼球纤维膜、眼球血管膜和视网膜。眼球纤维膜由角膜和巩膜组成。眼球血管膜又称为葡萄膜,由虹膜、睫状体和脉络膜共同形成。视网膜是眼球壁的最内面,夹在脉络膜与玻璃体之间,向前止于锯齿缘。眼球的内容物包括房水、晶状体和玻璃体。

(2)眼副器:是保护、运动和支持眼球的结构,主要包括眼睑、结膜、泪器、眼外肌、眶脂体和眶筋膜等。

(3)眶:是底朝前外、尖伸向后内的四棱锥形腔隙,容纳眼球及眼副器。眶尖处有圆形的视神经管与颅中窝相通。眶的上壁由额骨眶部和蝶骨小翼构成;下壁主要由上颌骨构成;内侧壁自前向后由上颌骨额突、泪骨、筛骨眶板和蝶骨体构成;外侧壁由颧骨和蝶骨大翼构成。

3. 鼻及鼻旁窦

(1)鼻腔:鼻腔由鼻中隔分为左、右侧。鼻腔顶自前向后由鼻骨、额骨、筛骨的筛板和蝶骨体构成。鼻腔底主要由上颌骨腭突构成。内侧壁是鼻中隔,后者由筛骨垂直板、犁骨和鼻中隔软骨构成。外侧壁的前下方为上颌骨,后部为腭骨垂直板,上部为筛骨迷路。外侧壁上有上、中、下鼻甲,在3个鼻甲的下方对应上、中、下3个鼻道,向后经鼻后孔通鼻咽。

(2)鼻旁窦:包括额窦、蝶窦、筛窦和上颌窦。额窦位于眉弓的后面,额骨的内、外板之间,左右各一,大小不等。蝶窦是位于蝶骨体内的2个大而不规则的空腔,居于鼻腔上部的后方,与后筛窦毗邻,每侧蝶窦从其前壁较高的位置开口于同侧的蝶筛隐窝。筛窦是筛骨迷路内的腔隙,依据部位可分为前、中、后筛窦。上颌窦呈三角锥体形,共有5个壁:内侧壁构成鼻腔外侧壁的大部分;底壁由上颌骨的牙槽突和部分腭突构成;顶由眶底的大部分构成;前壁由上颌骨的前面构成;后壁由上颌骨的颞下面构成。上颌窦常开口于筛漏斗的下部,进而经半月裂孔通向中鼻甲。

4. 咽喉

(1)咽:以腭帆游离缘和会厌上缘平面分咽腔为鼻咽、口咽、喉咽三部分。鼻咽侧壁上有咽鼓管圆枕、咽鼓管咽口和咽隐窝。口咽前面有舌会厌正中襞和会厌谷,外侧壁由腭咽弓和腭扁桃体组成,后方相对于第2颈椎和第3颈椎上部水平。喉咽下至环状软骨下缘,向下与食管相续。在喉口的两侧有梨状隐窝。

(2)喉:向上开口于喉咽,并成为喉咽的前壁,向下与气管相接续,平对第3~6颈椎高度。

1)喉的软骨:包括不成对的甲状软骨、环状软骨、会厌软骨和成对的杓状软骨、小角软骨等。

2)喉的连结:包括环杓关节、环甲关节、弹性圆锥(又称环声膜或环甲膜)、方形膜。

3)喉肌:分为喉外肌和喉内肌。喉外肌包括附着于舌骨下的肌(甲状舌骨肌、肩胛舌骨肌、胸骨舌骨肌)和咽下缩肌;喉内肌包括环甲肌、环杓后肌、环杓侧肌、杓横肌、杓斜肌、杓会厌肌、甲杓肌及其附属部分、声带肌等,具有改变声门裂大小、调节声带紧张和改变喉口的作用,以调节通气和发音。

4)喉腔:侧壁上具有前后方向的上、下两对黏膜皱襞,上面一对称前庭襞(又称假声带),下面一对称声带(又称声襞)。两侧前庭襞之间的裂隙称前庭裂;两侧声带及杓状软骨底和声带突之间的裂隙称声门裂,其前2/3为膜间部,是喉腔最狭窄的部位。喉腔还借前庭裂和声门裂平面分为喉前庭、喉中间腔和声门下腔三部分。喉中间腔向两侧延伸,位于前庭襞和声带之间的梭形隐窝称喉室。声韧带、声带肌和喉黏膜共同构成声带,声带和声门裂合称声门。

5. 甲状腺和甲状旁腺

(1)甲状腺:是内分泌器官,位于颈前正中,可分为左叶、右叶和中间的峡部,约半数的人存在从甲状腺峡向上伸出的锥状叶。甲状腺峡常位于第 2~4 气管软骨环的前面。甲状腺侧叶的后内侧与喉、气管、咽、食管和喉返神经等相邻;后外侧与颈动脉鞘和颈交感干等毗邻。甲状腺的血供丰富,动脉包括来自颈外动脉的甲状腺上动脉和来自锁骨下动脉的甲状颈干的甲状腺下动脉。

(2)甲状旁腺:是位于甲状腺侧叶真、假被膜之间的上、下两对扁椭圆形小体,有黄豆粒大小。甲状旁腺分泌甲状旁腺激素,有升高血钙、调节钙磷代谢的作用。

6. 颈部筋膜及筋膜间隙

(1)颈部筋膜:分为颈浅筋膜和颈深筋膜。颈浅筋膜位于真皮和颈深筋膜之间的疏松组织,含有大量脂肪以及颈阔肌等。颈深筋膜又称颈筋膜,包绕颈部的肌和脏器,可分为浅、中、深三层。颈动脉鞘为颈深筋膜包绕颈总动脉、颈内动脉、颈内静脉、迷走神经和颈袢而形成的结构,并与相邻的筋膜层借疏松结缔组织相联系。

(2)筋膜间隙:包括胸骨上间隙、气管前间隙、咽后间隙、椎前间隙、下颌下间隙。间隙彼此相通,间隙内充满疏松结缔组织,并有神经、血管等穿行,感染等可沿间隙扩散。

7. 颈部淋巴结
颈部的淋巴结较为丰富,除收集头颈部淋巴外,还收集部分胸部和上肢的淋巴。

(1)颈上部淋巴结:又称头部淋巴结,位置较浅,位于头、颈部交界处,主要引流头面部淋巴,其输出管直接或间接注入颈外侧深淋巴结群,自后向前包括枕淋巴结、乳突淋巴结、腮腺淋巴结、下颌下淋巴结、颏下淋巴结 5 群。

(2)颈部淋巴结:位置较深,常沿血管、神经或器官附近纵行排列,其输出管组成颈淋巴干。左、右颈淋巴干分别汇入胸导管或右淋巴导管。主要包括颈前淋巴结及颈外侧淋巴结。颈前淋巴结位于颈动脉鞘及舌骨和胸锁乳突肌前缘之间。可分为颈前浅淋巴结和颈前深淋巴结;颈外侧淋巴结以颈筋膜浅层为界分为颈外侧浅淋巴结和颈外侧深淋巴结。

(二)耳影像解剖

1. CT 影像解剖
耳部包括外耳、中耳及内耳,大部分位于颞骨内。颞骨主要由骨性结构及气体构成,结构细微且对比度高,因此高分辨力 CT(HRCT)是耳部最理想的检查方法,已成为耳部常规的检查技术。

外耳道为管状低密度影,壁光滑。中、外耳间可见线样软组织密度影,为鼓膜。中耳以含气腔隙为主,如鼓室、鼓窦、乳突小房呈低密度影,周围骨质呈高密度影;鼓室形态不规则,其内的锤骨、砧骨、镫骨 3 块听小骨呈高密度影。内耳主要包括前庭、耳蜗及半规管。骨迷路呈高密度影,膜迷路呈液体低密度影。内耳道及面神经管内有神经走行,呈中等软组织密度影,周围骨质呈高密度影。

2. MRI 影像解剖
在耳部结构中,中耳由气体及骨质结构组成,在 MRI 图像中无信号;内耳膜迷路淋巴及内耳道内脑脊液在 T_2WI 呈高信号,神经呈中等信号。T_2WI 横断面上内耳道内脑脊液呈高信号,面神经、蜗神经及前庭神经呈中等信号,耳蜗及半规管均呈高信号。三维稳态构成干扰序列（3D-CISS）用于显示迷路腔及内耳道内面神经和前庭蜗神经，其平行于内耳道底的斜面 MPR 图像可显示脑脊液高信号内 4 个点状中等信号，前上为面神经断面，前下为蜗神经断面，后上为前庭上神经断面，后下为前庭下神经断面。

（三）眼影像解剖

1. CT 影像解剖 眶壁骨质呈高密度，眼球壁、泪腺、眼外肌及视神经呈等密度。晶状体主要为纤维结构，呈均匀高密度影。玻璃体为无色透明胶状物质，主要成分是水，呈均匀低密度影。眶内脂肪呈更低密度影。眶尖可见通向颅内的眶上裂及视神经管。常规横断面和冠状断面上能清楚显示眶壁、眼球、眼上肌群、内直肌、下直肌、外直肌、上斜肌、下斜肌、视神经及泪腺等。

2. MRI 影像解剖 眶壁骨皮质呈低信号，骨髓腔呈高信号。眼球壁、眼肌、泪腺、视神经呈软组织等信号，眶内脂肪呈高信号，压脂后呈低信号。晶状体 T_1WI 呈等低信号，T_2WI 呈低信号。玻璃体 T_1WI 呈低信号，T_2WI 呈高信号。眶内血管呈流空低信号。增强时眼环明显强化（主要为脉络膜强化），眼外肌及泪腺均匀强化，视神经无强化。

（四）鼻及鼻旁窦影像解剖

1. CT 影像解剖 主要是骨质和含气腔隙，对比度好，HRCT 是首选检查技术。鼻骨为呈致密"八"字形的骨质结构，两侧为低密度线状鼻颌缝。鼻翼及鼻中隔软骨呈软组织密度。鼻腔内可见上、中、下鼻甲及上、中、下鼻道。鼻旁窦分为上颌窦、筛窦、额窦及蝶窦。鼻甲在冠状断面上呈向内卷曲的骨密度板，表面黏膜呈软组织密度。鼻腔及鼻旁窦内气体为极低密度影，窦壁骨质呈线状高密度影，正常鼻旁窦黏膜菲薄，CT 上不显示。鼻中隔前部呈软组织密度，后部呈骨密度，常伴有偏曲，右侧偏曲多见。窦口鼻道复合体在冠状断面 CT 显示最佳，是开展功能性鼻内镜手术之后提出的一个功能性解剖区域，并不是独立的解剖结构，是指以筛漏斗为中心的附近区域，包括钩突、筛泡、半月裂孔、筛漏斗、中鼻道、中鼻甲、前组筛窦、额窦口及上颌窦自然开口等一系列结构，是额窦、前组筛窦、上颌窦通气引流的共同通道。

2. MRI 影像解剖 MRI 的软组织对比度优于 CT，对鼻及鼻旁窦软组织病变的范围、颅内及眼眶侵犯的范围显示更为清楚，常作为 CT 重要的补充检查技术。T_1WI 显示解剖结构较好，鼻旁窦黏膜呈中等信号，鼻腔及鼻旁窦含气腔隙均无信号，窦壁骨皮质为低信号影。T_2WI 显示黏膜为高信号，正常厚度不大于 3mm。鼻旁窦内若有炎症或黏膜下囊肿，在 T_2WI 表现为高信号。

（五）咽喉影像解剖

1. 咽部 CT 影像解剖 咽部位于颈椎前方，上起自颅底，下至第 6 或第 7 颈椎椎体下缘平面（环状软骨下缘）移行于食管，全长约 12cm，可分为鼻咽、口咽及喉咽（下咽）。

（1）鼻咽：鼻咽两侧壁可见咽鼓管圆枕，其前方可见咽鼓管咽口，鼻咽腔通过咽鼓管咽口、咽鼓管与中耳鼓室相通。咽鼓管圆枕后上方与咽后壁之间有一凹陷称咽隐窝，呈闭塞或裂隙状，是鼻咽癌的好发部位。咽隐窝外侧后方为脂肪间隙，称咽旁间隙，其前界为翼内、外肌，翼内肌前端可见 2 条线形骨结构，分别为翼内板和翼外板，两板之间为翼窝。咽旁间隙后方可见颈内动脉、颈内静脉，颈内动脉居前内，颈内静脉位于后外，呈圆形或类圆形等密度影。舌咽神经和舌下神经位于颈内动脉的前外，迷走神经位于颈内动脉的后外，均呈点状等密度影。鼻咽后壁为椎前肌，呈等密度。

（2）口咽：口咽横断面前界为软腭和舌根部。软腭前部呈水平位；后部斜向下，称为腭帆，腭帆垂向下的突出称为悬雍垂或腭垂。口咽两侧壁由腭扁桃体与邻近肌肉构成，口咽侧壁外侧可见呈低密度的咽旁间隙，其前方为下颌下腺及下颌骨体。下颌下腺密度比腮腺高，这是由于腺体分泌的唾液较少且包含的脂肪成分较少。口咽后壁为头长肌、颈长肌及颈椎椎体。

（3）喉咽：喉咽又称下咽，是咽下部最狭窄的区域，包括梨状隐窝、咽后壁及环后区。

1）梨状隐窝：正常梨状隐窝呈类圆形，两侧基本对称，是下咽癌的好发部位。

2）咽后壁：咽后壁延续于口咽后壁，并延伸为食管颈段。会厌为弹性软骨，钙化少见。会厌两侧为杓状会厌襞，前方为会厌谷，异物容易停留于此处。舌骨位于下颌骨下方，呈马蹄形。舌骨中间称为体部，向后延伸的长突为大角，向上的短突为小角。舌骨在 CT 图像上是十分重要的解剖标志，除标志喉开始外，舌骨大角后外方常指示颈总动脉分叉开始处。

3）环后区：环后区为环状软骨与杓状软骨后缘，正常环后区呈闭合状态，其软组织厚度小于 1cm。

2. 咽部 MRI 影像解剖　MRI 在软组织显示方面优于 CT。

鼻咽腔表面黏膜光滑，在 T_1WI 表现为稍高信号，在 T_2WI 表现为高信号。鼻咽顶部黏膜厚度一般不超过 1cm，但儿童鼻咽黏膜淋巴组织丰富，腺样体多较肥大，不要误认为病变。鼻咽两侧壁可见咽鼓管圆枕，在 T_1WI 及 T_2WI 上呈中等或稍高信号。软腭内含有一定量的脂肪成分，故在 T_1WI 和 T_2WI 上信号均较肌肉高。

口咽两侧壁为腭扁桃体，淋巴组织丰富，在 T_1WI 上信号与肌肉类似，在 T_2WI 上信号高于肌肉。腮腺位于面部两侧、外耳道前下方，富含脂肪，故在 T_1WI 及 T_2WI 上均为高信号。下颌下腺在 T_1WI 及 T_2WI 上信号稍高于肌肉。咽旁间隙含有丰富的脂肪，在 T_1WI、T_2WI 上均呈高信号，能与邻近的肌肉、血管区别开。MRI 可以区分单侧咽隐窝或梨状隐窝狭窄、闭锁，鉴别其是生理性还是病理性，主要是因为黏膜线信号在 T_1WI 上比肌组织高，黏膜的完整性对其鉴别很重要。腭扁桃体区各部、环后区与咽后壁的界限也可以通过 MRI 进行鉴别。

3. 喉部 CT 影像解剖　甲状软骨、环状软骨及杓状软骨为透明软骨，随年龄增加而逐渐骨化，在 CT 上表现为高密度。经前庭襞层面喉腔侧壁上部有一对突入喉腔的黏膜皱襞，即前庭襞，也称作假声带，附着于甲状软骨板两侧，其密度略低于声带，位于声带上方。两侧前庭襞之间的裂隙称为前庭裂，较声门宽大。声带呈带状，位于喉腔侧壁，向前附着于前连合，向后附着于杓状软骨声带突，其 CT 值与邻近的肌肉密度相似。两侧声带前端融合处为前连合，前连合增厚常提示肿瘤浸润。两侧声带之间为声门裂，为两侧声带和杓状软骨之间的裂隙，是喉腔中最狭窄的部分。声门处黏膜下组织较疏松，炎症时容易出现水肿，特别是儿童常出现喉头水肿，从而引起喉阻塞，导致呼吸困难甚至窒息。环状软骨所围绕的圆形透亮影为喉下腔（声门下腔），下通气管。喉室为声带与前庭襞之间的含气腔隙，在冠状断面 CT 显示更为清楚。前庭襞以上部分称喉前庭，声带以下称声门下腔。喉旁间隙位于声带及前庭襞两侧，主要为脂肪组织，在 CT 上呈略低密度。

4. 喉部 MRI 影像解剖　喉部 MRI 影像解剖与 CT 一致，需要熟悉喉部各部位的组织成分。前庭襞位于喉腔侧壁，是突入腔内的黏膜皱襞，它连接于甲状软骨前角和杓状软骨声带突之间，内含前庭韧带、肌纤维和黏膜，常在 T_1WI 上呈中等信号，在 T_2WI 上呈稍高信号。声门裂为两侧声带和杓状软骨之间的裂隙,是喉腔最狭窄的部分,声带在 T_1WI、T_2WI 上均呈中等信号,比肌肉信号高。喉软骨在 T_1WI、T_2WI 上均表现为低信号,骨髓腔可呈稍高信号。喉旁间隙主要为脂肪组织,在 T_1WI、T_2WI 上均表现为高信号。MRI 显示喉部病变向周围邻近结构的侵犯优于 CT,可清晰显示病变的范围和累及的解剖结构。

(六)颈部影像解剖

1. CT 影像解剖 甲状腺由左叶、右叶和中间的峡部构成,位于环状软骨下缘。平扫时密度较高,CT 值约为 120HU,甲状腺血供非常丰富,静脉注射对比剂后显著强化。甲状旁腺体积较小,正常甲状旁腺 CT 平扫或增强检查均不能取得理想效果。

颈部间隙可显示颈浅筋膜、颈筋膜浅层、气管前筋膜、椎前筋膜;可显示气管前间隙、咽后间隙、椎前间隙、下颌下腺间隙、锁骨上间隙,可见颈前淋巴结、颈外侧淋巴结、下颌下淋巴结,CT 平扫淋巴结呈等密度。

2. MRI 影像解剖 甲状腺在 T_1WI 和 T_2WI 上比周围肌肉信号稍高,因甲状腺血供极为丰富,增强后甲状腺显著强化。甲状旁腺和甲状腺信号相似,MRI 平扫很难区分,颈部淋巴结在 T_1WI 和 T_2WI 上比周围肌肉信号稍高。

(七)颈部血管影像解剖

1. CT 影像解剖 应用多排螺旋 CT 行容积扫描,通过后处理技术可三维显示血管管腔大小、形态及走行。颈总动脉是颈部的主要动脉干,左侧发自主动脉弓,右侧起自头臂干。二者走行于颈动脉间隙,经胸锁关节后方,沿食管、气管和喉的外侧,颈内静脉内侧,上行至甲状软骨上缘平面分为颈内动脉、颈外动脉。其中颈外动脉向前依次发出甲状腺上动脉、舌动脉和面动脉;向后依次发出胸锁乳突肌动脉、枕动脉和耳后动脉;向内侧壁发出咽升动脉、上颌动脉和颞浅动脉。椎动脉是行经颈部的又一重要动脉,左、右侧椎动脉分别起自左、右侧锁骨下动脉。颈部静脉收集头颈部静脉血,注入同侧颈内静脉及锁骨下静脉,然后在胸锁关节后方汇合成头臂静脉,左、右头臂静脉再汇合成上腔静脉。

2. MRI 影像解剖 MRI 平扫有多种脉冲序列,颈部血管因成像序列及血流速度不同,与周围静止组织相比,可表现为高信号、等信号或者低信号。磁共振血管成像(MRA)为颈部血管常规检查技术之一,具有无创、简便、费用低、一般无须对比剂等优点。临床常用时间飞跃法MRA(TOF-MRA)、相位对比法 MRA(PC-MRA)及对比增强 MRA(CE-MRA)。

3. DSA 影像解剖 DSA 目前仍是诊断血管疾病的"金标准"。由于 DSA 去除了与血管重叠的背景结构而仅保留血管影像,所以能更加清楚、完整、真实地呈现颈部血管形态、走行情况,而且一次造影即可得到动脉及静脉影像。

三、习 题

(一)名词解释

1. 上项线
2. 下颌角
3. 蜗管
4. 咽后间隙
5. 窦口鼻道复合体
6. 咽隐窝

7. 声门裂

8. 颈动脉鞘

9. 椎动脉三角

10. 甲状腺

11. 头臂干

(二) 填空题

1. 头颈部以_____、_____、_____、_____和_____的连线为界分为头部和颈部。

2. 颈前区以舌骨为标志分为_____和_____,前者包括_____和_____,后者包括_____和_____。

3. 岬的后上方有卵圆形的_____,由_____封闭。岬的后下方有圆形的_____,由_____封闭。

4. 眼球壁自外向内依次是_____、_____和_____。

5. 每侧的额窦经_____开口于_____或_____。

6. 鼻咽的侧壁上有_____、_____和_____。

7. 不成对的喉软骨有_____、_____和_____。

8. 喉腔借_____和_____平面,自上而下分为_____、_____和_____三部分。

9. 甲状腺可分为_____、_____和中间的_____三部分。

10. 颈部间隙主要有_____、_____、_____、_____和下颌下间隙等。

11. 外耳包括_____、_____和_____三部分。

12. 中耳包括_____、_____、_____及_____。

13. 骨迷路沿颞骨岩部长轴从前内向后外依次为_____、_____和3个_____。

14. 内耳道内有_____神经、_____神经和_____动脉。

15. 眼球的内容物有_____、_____和_____。

16. 眼副器包括_____、_____和_____等。

17. 鼻旁窦包括_____、_____、_____和_____。

18. 咽腔以软腭和会厌上端为界,软腭以上的咽腔为_____,会厌上端以下的咽腔为_____,两者之间为_____。

19. 喉腔最狭窄的部位为_____,其前方的_____增厚常提示肿瘤浸润。

20. 在 MRI 图像上,腮腺在 T_1WI 呈_____信号,在 T_2WI 呈_____信号,与下颌下腺相比其信号_____。

21. 舌骨位于下颌骨下方,呈马蹄形。舌骨中间称为_____,向后延伸的长突为_____,向上的短突为_____。舌骨在 CT 图像上是十分重要的解剖标志,除标志_____开始外,舌骨大角后外方常指示_____分叉开始处。

22. 舌根的后下方有会厌,两者之间有3条黏膜皱襞,正中的一条为_____,两侧各有一条_____,两侧外侧襞与正中襞之间的凹陷称为_____。

23. 前庭襞连接于_____和_____上部之间,双侧前庭襞基本对称,CT上其密度与肌肉类似。

24. 喉腔内以前庭襞和声带分隔,前庭襞以上称_____,声带以下称_____,两者之间狭长的间隙称_____。

25. 图 2-1 所标示的结构为:①_____;②_____;③_____;④_____;⑤_____。

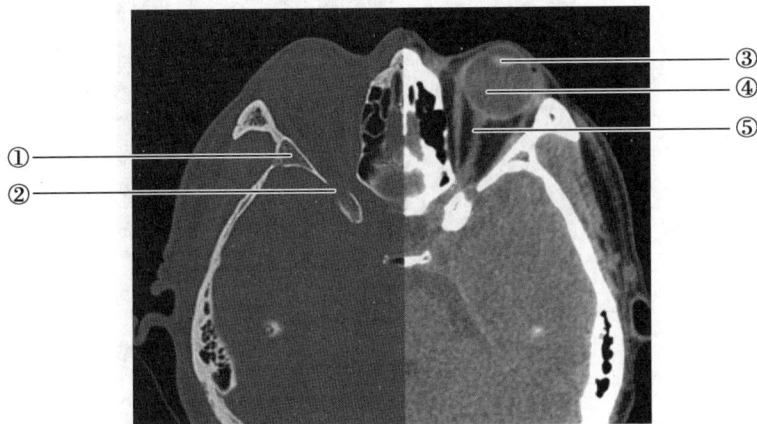

图 2-1 第 25 题

26. 图 2-2 所标示的结构为:①_____;②_____;③_____;④_____;⑤_____。

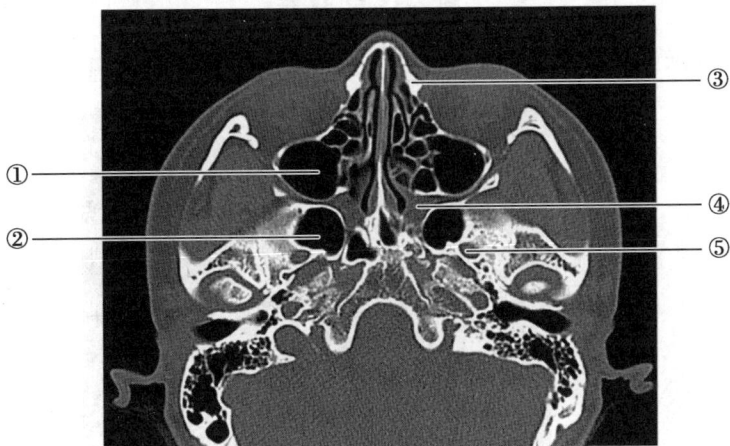

图 2-2 第 26 题

27. 颈筋膜浅层又称_____,中层又称_____,深层又称_____。

28. 甲状腺供血动脉包括_____、_____。

29. 甲状腺外面包有两层被膜,内层为_____,外层为_____。

30. 胸导管注入_____,在颈部还收纳_____、_____和_____。

31. 颈上部淋巴结自后向前包括枕淋巴结、_____、_____、_____和颏下淋巴结。

32. 颈前深淋巴结包括_____、_____、_____和气管旁淋巴结。

33. 颈总动脉分为_____、_____。

34. 头臂静脉由_____、_____汇合而成。

35. 主动脉弓发出的三支主要动脉分别为:_____、_____、_____。

36. 颈部 MRA 主要方法有：_____、_____及_____。

37. 图 2-3 所标示的结构为：①_____；②_____；③_____。

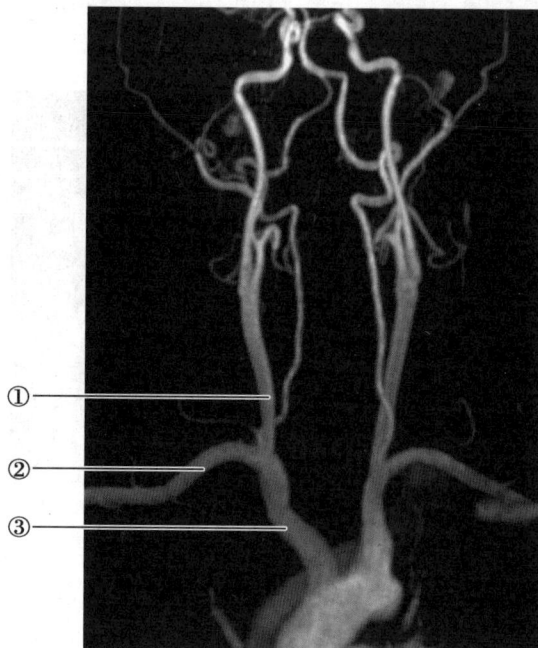

图 2-3　第 37 题

38. 图 2-4 所标示的结构为：①_____；②_____；③_____。

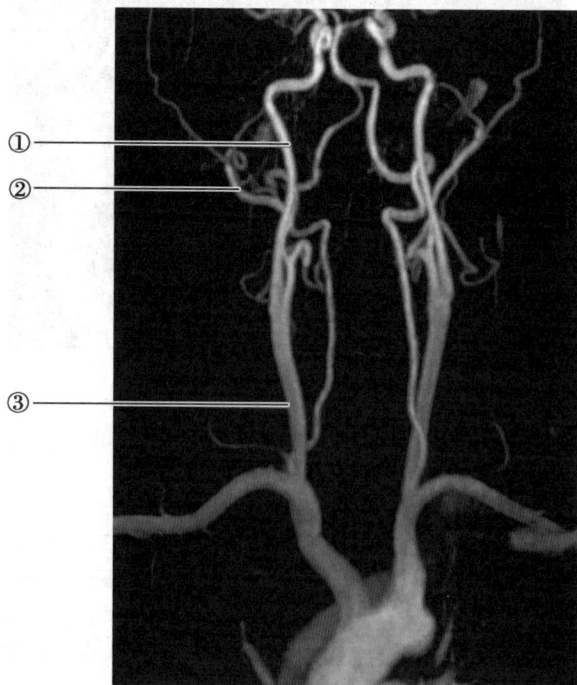

图 2-4　第 38 题

（三）单项选择题

【A₁型题】

1. **不属于**颈前区的是
   A. 颏下三角
   B. 下颌下三角
   C. 颈动脉三角
   D. 枕三角
   E. 肌三角

2. 第二鼓膜封闭的是
   A. 蜗窗
   B. 前庭窗
   C. 外耳道底
   D. 内耳道底
   E. 鼓室

3. 听小骨链两端连接的是
   A. 鼓膜和蜗窗
   B. 鼓膜和第二鼓膜
   C. 鼓膜和前庭窗
   D. 前庭窗和蜗窗
   E. 鼓膜和螺旋膜

4. 关于晶状体叙述**不正确**的是
   A. 位于虹膜的后方、玻璃体的前方,具有调节眼焦距的作用
   B. 呈双凸透镜状,无色透明,有丰富的血管和神经
   C. 晶状体外面包以具有高度弹性的晶状体囊
   D. 晶状体实质由平行排列的晶状体纤维组成
   E. 晶状体因疾病、创伤等而变混浊,称为白内障

5. 与眼球运动无关的眼球外肌是
   A. 内直肌
   B. 上直肌
   C. 下直肌
   D. 上斜肌
   E. 上睑提肌

6. 鼻腔嗅区黏膜存在于
   A. 鼻翼
   B. 上鼻甲
   C. 中鼻甲
   D. 下鼻甲
   E. 鼻前庭

7. 声门裂位于
   A. 两侧喉室之间
   B. 两侧声带之间
   C. 两侧声韧带之间
   D. 两侧前庭襞之间
   E. 方形膜和弹性圆锥之间

8. 喉室位于喉腔内,属于
   A. 喉前庭
   B. 弹性圆锥
   C. 声门下腔
   D. 喉中间腔
   E. 方形膜

9. 喉肌**不包括**
   A. 环甲肌
   B. 环杓后肌
   C. 环会厌肌
   D. 甲杓肌
   E. 杓肌

10. 喉软骨中唯一呈完整圆环状支撑呼吸道的软骨是
    A. 甲状软骨   B. 环状软骨
    C. 会厌软骨   D. 杓状软骨
    E. 喉结

11. 关于甲状腺叙述**不正确**的是
    A. 紧贴喉和气管上部的两侧和前方
    B. 呈"H"形,分为左、右叶和中间的甲状腺峡
    C. 有时甲状腺峡向上伸出一锥状叶
    D. 甲状腺峡位于第 4~5 气管软骨环的前方
    E. 甲状腺可分泌甲状腺素

12. 下列组织**不属于**气管前间隙的是
    A. 甲状腺峡   B. 气管前淋巴结
    C. 颈交感干   D. 头臂干
    E. 左头臂静脉

13. 人体内最小的骨是
    A. 髌骨   B. 听小骨
    C. 豌豆骨   D. 跗骨
    E. 鼻骨

14. 中耳内外径最宽的部位是
    A. 上鼓室   B. 下鼓室
    C. 中鼓室   D. 后鼓室
    E. 咽鼓管

15. **不属于**膜迷路的是
    A. 膜半规管   B. 耳蜗
    C. 椭圆囊   D. 球囊
    E. 蜗管

16. 关于鼓室叙述**不正确**的是
    A. 上壁为鼓室盖   B. 下壁为颈静脉壁
    C. 内侧壁为迷路壁   D. 鼓室内有 4 块听小骨
    E. 前壁为颈动脉壁

17. 关于眼眶叙述**不正确**的是
    A. 为四棱锥形腔隙   B. 视神经管与颅中窝相通
    C. 下壁主要由上颌骨构成   D. 内侧壁前下份有泪囊窝
    E. 眼眶下壁前外侧份有泪腺窝

18. 关于眶上裂叙述正确的是
    A. 位于颅前窝   B. 属于筛骨上的结构
    C. 属于额骨上的结构   D. 属于蝶骨上的结构
    E. 是蝶骨和筛骨间的裂隙

19. 眶下孔位于
    A. 颧骨   B. 鼻骨

C. 上颌骨   D. 下颌骨

E. 颞骨

20. 视神经各段中最长的部分是

A. 视神经管内段   B. 视神经眶内段

C. 视神经颅内段   D. 肌锥外段

E. 视交叉区段

21. 关于鼻旁窦开口叙述正确的是

A. 额窦开口于下鼻道   B. 额窦和上颌窦开口于中鼻道

C. 筛窦和蝶窦开口于中鼻道   D. 额窦开口于上鼻道

E. 额窦和蝶窦开口于上鼻道

22. 后组鼻旁窦包括

A. 筛窦 + 蝶窦   B. 筛窦 + 上颌窦 + 蝶窦

C. 后组筛窦 + 蝶窦   D. 后组筛窦 + 上颌窦 + 蝶窦

E. 上颌窦 + 蝶窦

23. 出生时未发育的鼻旁窦为

A. 上颌窦   B. 筛窦

C. 蝶窦   D. 额窦

E. 额窦和蝶窦

24. 喉腔最狭窄的部位为

A. 喉前庭   B. 前庭襞

C. 声门裂   D. 喉中间腔

E. 声门下腔

25. 颈部正中矢状断面上的结构**不包括**

A. 喉   B. 气管

C. 咽   D. 食管

E. 颈动脉鞘

26. 关于声门裂叙述**不正确**的是

A. 喉腔中最狭窄的部位

B. 成年女性的声门裂比男性的更细长

C. 小儿喉腔小,此处水肿容易导致喉堵塞而出现呼吸困难

D. 此处组织疏松,容易发生炎症和喉癌

E. 其后端两侧有杓状软骨,分隔喉腔和咽腔

27. 属于杓状软骨横断面上的结构的是

A. 喉口   B. 喉前庭

C. 喉中间腔   D. 甲状软骨上角

E. 声门下腔

28. 关于咽隐窝叙述**不正确**的是

A. 鼻咽癌好发于此处

B. 其后方可见头长肌

C. 任何状态下均可清晰显示

    D. 位于咽鼓管圆枕后上方与咽后壁之间

    E. 其后方外侧可见咽旁间隙

29. 经垂直于喉室中部的冠状断面显示的结构**不包括**

    A. 会厌   B. 梨状隐窝

    C. 构状软骨   D. 食管

    E. 甲状腺

30. 喉部的常规影像学检查技术是

    A. X 线   B. CT

    C. MRI   D. 超声

    E. DSA

31. 经舌骨体横断面上的结构**不包括**

    A. 下颌骨   B. 下颌下腺

    C. 会厌谷   D. 梨状隐窝

    E. 舌下腺

32. 腮腺深叶与浅叶的分界是

    A. 三叉神经   B. 面神经

    C. 舌咽神经   D. 舌下神经

    E. 副神经

33. 甲状腺静脉包括

    A. 甲状腺上静脉、甲状腺中静脉

    B. 甲状腺上静脉、颈内静脉及甲状腺下静脉

    C. 甲状腺上静脉、甲状腺中静脉及甲状腺下静脉

    D. 甲状腺上静脉、头臂静脉及甲状腺下静脉

    E. 甲状腺中静脉、甲状腺下静脉

34. 甲状腺包括

    A. 甲状腺左叶、甲状腺右叶

    B. 甲状腺上叶、甲状腺下叶及甲状腺中间叶

    C. 甲状腺前叶、甲状腺中间叶及甲状腺后叶

    D. 甲状腺左叶、甲状腺峡及甲状腺右叶

    E. 甲状腺上叶、甲状腺下叶

35. 构成下颌下腺鞘的是

    A. 颈筋膜浅层   B. 颈筋膜中层

    C. 颈筋膜深层   D. 气管前筋膜

    E. 颊咽筋膜

36. 气管前间隙内**不包括**

    A. 甲状腺峡   B. 甲状腺上静脉

    C. 甲状腺奇静脉丛   D. 头臂干

    E. 左头臂静脉

37. 颈上部淋巴结**不包括**

    A. 枕淋巴结   B. 乳突淋巴结

    C. 气管前淋巴结   D. 腮腺淋巴结

    E. 下颌下淋巴结

38. 属于甲状腺峡横断面上的结构的是

    A. 环状软骨   B. 甲状软骨

    C. 第 3 气管环   D. 下颌下腺

    E. 气管杈

39. 与咽旁间隙相通的是

    A. 咽后间隙   B. 胸骨上间隙

    C. 锁骨上间隙   D. 气管前间隙

    E. 椎前间隙

40. 颈部淋巴结包括

    A. 颈前浅淋巴结、颈外侧浅淋巴结

    B. 颈前浅淋巴结、颈外侧浅淋巴结、颈外侧深淋巴结

    C. 颈前浅淋巴结、颈前深淋巴结、颈外侧浅淋巴结

    D. 颈前浅淋巴结、颈后浅淋巴结、颈外侧浅淋巴结、颈内侧浅淋巴结

    E. 颈前浅淋巴结、颈前深淋巴结、颈外侧浅淋巴结、颈外侧深淋巴结

41. 椎动脉通常起自

    A. 锁骨下动脉   B. 颈内动脉

    C. 主动脉弓   D. 头臂干

    E. 颈总动脉

42. 颈内、外动脉分叉平面约平

    A. 甲状软骨上缘   B. 甲状软骨下缘

    C. 舌骨   D. 环状软骨

    E. 下颌角

43. 颈内静脉通常汇入

    A. 上腔静脉   B. 头臂静脉

    C. 锁骨下静脉   D. 颈外静脉

    E. 颈总静脉

44. 颈外动脉向前依次发出的分支是

    A. 咽升动脉、上颌动脉和颞浅动脉

    B. 胸锁乳突肌动脉、枕动脉和耳后动脉

    C. 甲状腺上动脉、舌动脉和面动脉

    D. 上颌动脉、枕动脉和耳后动脉

    E. 甲状腺上动脉、胸锁乳突肌动脉、咽升动脉

45. 颈外动脉向后依次发出的分支是

    A. 胸锁乳突肌动脉、上颌动脉和舌动脉

    B. 胸锁乳突肌动脉、枕动脉和颞浅动脉

    C. 咽升动脉、上颌动脉和颞浅动脉

    D. 胸锁乳突肌动脉、枕动脉和耳后动脉

    E. 甲状腺上动脉、枕动脉和耳后动脉

46. 血管在增强 CT 上通常显示为
    A. 高密度　　　　　　　　　B. 低密度
    C. 高信号　　　　　　　　　D. 混杂密度
    E. 低信号

47. 颈部血管在 MRI 上可表现为
    A. 高信号　　　　　　　　　B. 等信号
    C. 低信号　　　　　　　　　D. 混杂信号
    E. 高、等或低信号

【A₂ 型题】

48. 患儿男,4 岁。咳嗽,咽喉疼,发热 1 周。今主诉耳朵疼。经检查发现鼓膜红、肿,外突。初步诊断为中耳炎。中耳炎的主要感染途径是
    A. 外耳道　　　　　　　　　B. 外耳门
    C. 内耳道　　　　　　　　　D. 咽鼓管
    E. 面神经管

49. 患儿女,7 岁。以呼吸困难、吸气时伴有喉鸣音就诊,初步诊断为急性喉阻塞,需在喉部穿刺建立临时通气道,穿刺部位应该是
    A. 甲状舌骨膜　　　　　　　B. 环甲正中韧带
    C. 前庭襞　　　　　　　　　D. 方形膜
    E. 环状软骨气管韧带

50. 患者男,20 岁。鼻部外伤后出现嗅觉功能异常。有可能受损的部位是
    A. 上鼻甲　　　　　　　　　B. 中鼻甲
    C. 下鼻甲　　　　　　　　　D. 鼻中隔下部
    E. 鼻前庭

51. 患者男,42 岁。2 年前出现视近物模糊,视远物清楚,诊断为老视,其解剖学基础是
    A. 晶状体曲度变大　　　　　B. 晶状体曲度变小
    C. 晶状体弹性减弱　　　　　D. 角膜曲度变大
    E. 晶状体混浊

52. 患者女,25 岁。右侧耳鸣,听力下降。CT 平扫无异常,临床拟诊内耳道小听神经瘤,进一步选择的检查方法是
    A. CT 增强扫描　　　　　　B. 动态 CT 增强扫描
    C. 椎动脉造影　　　　　　　D. 颈内动脉造影
    E. MRI

53. 患者男,56 岁。右侧面部肿胀、麻木 2 个月余,伴流涕。CT 示右侧上颌窦内软组织密度影,后外侧壁骨质消失。诊断为
    A. 上颌窦黏液囊肿　　　　　B. 上颌窦黏膜囊肿
    C. 上颌窦癌　　　　　　　　D. 上颌窦血管瘤
    E. 上颌窦炎

54. 患者男,58 岁。右侧颈部肿块 3 个月,CT 示右侧咽隐窝和咽鼓管闭塞,局部有软组织密度肿块,并伴有颈部淋巴结肿大。诊断为
    A. 纤维血管瘤　　　　　　　B. 神经血管瘤

　　C. 腺样体增生　　　　　　　　　　D. 鼻咽癌

　　E. 结核

55. 患者女,50 岁。X 线片示右上纵隔有一棱形肿块影,边缘呈波浪状,内含钙化斑块影,气管受压被推向左侧,随吞咽动作上下移动,首先应考虑的是

　　A. 胸腺瘤　　　　　　　　　　　　B. 畸胎瘤

　　C. 甲状腺肿瘤　　　　　　　　　　D. 支气管囊肿

　　E. 恶性淋巴瘤

56. 患者男,30 岁。胸片示右上纵隔有一椭圆形阴影,其中有斑点状钙化影,透视下见其可随吞咽上下移动,首先考虑

　　A. 胸腺癌　　　　　　　　　　　　B. 支气管囊肿

　　C. 畸胎瘤　　　　　　　　　　　　D. 心包囊肿

　　E. 胸内甲状腺

【B 型题】

(57~60 题共用备选答案)

　　A. 鼓室盖　　　　　　　　　　　　B. 膜壁

　　C. 迷路壁　　　　　　　　　　　　D. 颈动脉壁

　　E. 颈静脉壁

57. 鼓室的内侧壁又称为

58. 鼓室的外侧壁又称为

59. 鼓室的下壁又称为

60. 鼓室的前壁又称为

(61~64 题共用备选答案)

　　A. 上鼻道　　　　　　　　　　　　B. 中鼻道

　　C. 下鼻道　　　　　　　　　　　　D. 蝶筛隐窝

　　E. 半月裂孔

61. 上颌窦开口于

62. 鼻泪管开口于

63. 额窦开口于

64. 蝶窦开口于

(65~66 题共用备选答案)

　　A. 舌骨　　　　　　　　　　　　　B. 甲状软骨

　　C. 环状软骨　　　　　　　　　　　D. 颈动脉结节

　　E. 胸锁乳突肌

65. 可作为头部出血临时压迫颈总动脉止血的结构是

66. 可作为喉与气管、咽与食管分界标志的是

(67~70 题共用备选答案)

　　A. 上直肌　　　　　　　　　　　　B. 下斜肌

　　C. 内直肌　　　　　　　　　　　　D. 上斜肌

　　E. 外直肌

67. 使眼球转向内上方的眼外肌是

68. 使眼球转向下外方的眼外肌是

69. 受展神经支配的是

70. 起自眶下壁的是

（71~73 题共用备选答案）

    A. 声门下腔   B. 前庭裂   C. 喉中间腔

    D. 喉腔   E. 喉前庭

71. 前庭襞之间的裂隙称为

72. 弹性圆锥位于

73. 喉室位于

（74~76 题共用备选答案）

    A. 气管旁淋巴结   B. 颏下淋巴结

    C. 下颌下淋巴结   D. 锁骨上淋巴结

    E. 斜角肌淋巴结

74. 喉淋巴管注入

75. 甲状腺淋巴管注入

76. 舌淋巴管注入

（77~78 题共用备选答案）

    A. 圆孔   B. 棘孔   C. 卵圆孔

    D. 破裂孔   E. 眶上裂

77. 三叉神经上颌支通过

78. 三叉神经下颌支通过

（79~82 题共用备选答案）

    A. 腺样体   B. 声门裂   C. 下颌后静脉

    D. 舌骨   E. 腮腺

79. 喉腔中最狭窄的部分是

80. 腮腺分为浅叶、深叶的标志是

81. 标志喉部开始的是

82. CT 扫描呈脂肪密度的是

（83~86 题共用备选答案）

    A. 咽隐窝   B. 腭扁桃体   C. 鼻咽

    D. 喉咽   E. 咽扁桃体

83. 鼻咽癌好发于

84. 软腭以上的咽腔为

85. 会厌上端以下的咽腔为

86. 又称为增殖体或腺样体的是

（87~88 题共用备选答案）

    A. 颈总动脉   B. 颈内动脉   C. 颈外动脉

    D. 椎动脉   E. 锁骨下动脉

87. 走行于颈椎横突孔内的血管是

88. 供应颅内前循环血供的血管是

（89~90 题共用备选答案）

　　A. 腮腺鞘　　　　　　　　　　　B. 下颌下腺鞘

　　C. 颈动脉鞘　　　　　　　　　　D. 腋鞘

　　E. 甲状腺鞘

89. 颈筋膜中层包绕颈总动脉、颈内动脉、颈内静脉和迷走神经而形成的结构是

90. 颈筋膜深层向下包绕腋血管和臂丛而形成的结构是

（91~92 题共用备选答案）

　　A. 锁骨上间隙　　　　　B. 气管前间隙　　　　　C. 咽后间隙

　　D. 椎前间隙　　　　　　E. 下颌下间隙

91. 内有颈前静脉、颈外静脉末端的是

92. 颈交感干位于

（93~94 题共用备选答案）

　　A. DSA　　　　　　　　B. CTA　　　　　　　　C. TOF-MRA

　　D. CE-MRA　　　　　　E. CTV

93. 不需要对比剂的血管成像方法是

94. 血管疾病诊断的"金标准"是

(四) 简答题

1. 简述颈部的境界与分区。

2. 简述骨半规管的结构特点。

3. 简述鼻咽的结构与毗邻。

4. 简述胸骨上间隙的分布。

5. 简述眼及眼眶正常的 CT 和 MRI 影像表现。

6. 断层影像解剖学是怎么描述喉腔的?

7. 简述颈部正中矢状断面上器官结构的分布。

8. 颈部间隙包括哪些?

9. 颈外动脉主要分支血管包括哪些?

四、参 考 答 案

(一) 名词解释

1. 上项线:为自枕外隆凸向两侧延伸至乳突的骨嵴,内面与横窦平齐。

2. 下颌角:为下颌底与下颌支后缘相移行的部分。下颌角处位置突出,骨质较薄,为骨折的好发部位。

3. 蜗管:为一个沿骨性耳蜗走行的螺旋形管道,被前庭阶和鼓阶包围,在沿耳蜗长轴走行的横断面上呈三角形。蜗管上端是封闭的盲端,附着于蜗顶,下端向内侧走行,变窄进入连合管,与球囊相通。

4. 咽后间隙:位于颊咽筋膜与椎前筋膜之间,间隙内充满疏松结缔组织。该间隙向上达颅底,向下通后纵隔,其外侧为颈动脉鞘。

5. 窦口鼻道复合体:是以筛漏斗为中心的附近区域,包括钩突、筛泡、半月裂孔、筛漏斗、中鼻道、中鼻甲、前组筛窦、额窦口及上颌窦自然开口等一系列结构,是额窦、前组筛窦、上颌窦通气引流的共同通道。

6. 咽隐窝:咽鼓管圆枕后上方与咽后壁之间有一凹陷称咽隐窝,呈闭塞或裂隙状,是鼻咽癌的好发部位。

7. 声门裂:两侧声带之间为声门裂,为两侧声带和杓状软骨之间的裂隙,是喉腔中最狭窄的部分。

8. 颈动脉鞘:颈筋膜中层向两侧延续,包绕颈总动脉、颈内动脉、颈内静脉和迷走神经形成颈动脉鞘。该鞘上起自颅底,下续纵隔,周围借疏松结缔组织与颈筋膜浅层和深层相融合。

9. 椎动脉三角:是由前斜角肌、颈长肌和锁骨下动脉围成的三角形区域,其内的主要结构有椎动脉、椎静脉、胸膜顶、颈交感干及其颈胸神经节等。

10. 甲状腺:甲状腺由左叶、右叶和中间的峡部构成,位于环状软骨下缘。平扫时密度较高,CT 值约为 120HU,甲状腺血供非常丰富,静脉注射对比剂后显著强化。

11. 头臂干:由主动脉弓发出,是人体大动脉之一,可分为右颈总动脉和右锁骨下动脉,为头部和上肢供应动脉血液。

(二)填空题

1. 下颌骨下缘　下颌角　乳突尖　上项线　枕外隆凸

2. 舌骨上区　舌骨下区　下颌下三角　颏下三角　颈动脉三角　肌三角

3. 前庭窗　镫骨底　蜗窗　第二鼓膜

4. 眼球纤维膜　眼球血管膜　视网膜

5. 筛漏斗　中鼻道　半月裂孔内侧

6. 咽鼓管圆枕　咽鼓管咽口　咽隐窝

7. 甲状软骨　环状软骨　会厌软骨

8. 前庭裂　声门裂　喉前庭　喉中间腔　声门下腔

9. 左叶　右叶　峡部

10. 胸骨上间隙　气管前间隙　咽后间隙　椎前间隙

11. 耳郭　外耳道　鼓膜

12. 鼓室　咽鼓管　乳突窦　乳突小房

13. 耳蜗　前庭　骨半规管

14. 前庭蜗　面　迷路

15. 房水　晶状体　玻璃体

16. 眼外肌　泪器　眼睑

17. 额窦　蝶窦　筛窦　上颌窦

18. 鼻咽　喉咽　口咽

19. 声门裂　前连合

20. 高　高　较高

21. 体部　大角　小角　喉　颈总动脉

22. 舌会厌正中襞　舌会厌外侧襞　会厌谷

23. 甲状软骨前角　杓状软骨声带突

24. 喉前庭　声门下腔　喉室

25. 蝶骨大翼　眶上裂　晶状体　玻璃体　视神经

26. 上颌窦　蝶窦　上颌骨额突　翼腭窝　卵圆孔

27. 封套筋膜　内脏筋膜　椎前筋膜
28. 甲状腺上动脉　甲状腺下动脉
29. 纤维囊　甲状腺鞘
30. 左静脉角　左颈干　左锁骨下干　左支气管纵隔干
31. 乳突淋巴结　腮腺淋巴结　下颌下淋巴结
32. 喉前淋巴结　甲状腺淋巴结　气管前淋巴结
33. 颈内动脉　颈外动脉
34. 颈内静脉　锁骨下静脉
35. 头臂干　左颈总动脉　左锁骨下动脉
36. TOF-MRA　PC-MRA　CE-MRA
37. 左颈总动脉　左锁骨下动脉　头臂干
38. 颈内动脉　颈外动脉　颈总动脉

（三）单项选择题
【A₁型题】

1. D	2. A	3. C	4. B	5. E	6. B	7. B	8. D	9. C	10. B
11. D	12. C	13. B	14. A	15. B	16. D	17. E	18. D	19. C	20. B
21. B	22. C	23. D	24. C	25. E	26. B	27. C	28. C	29. D	30. B
31. E	32. B	33. C	34. D	35. A	36. B	37. C	38. C	39. A	40. E
41. A	42. A	43. B	44. C	45. D	46. A	47. D			

【A₂型题】

48. D	49. B	50. A	51. C	52. E	53. C	54. D	55. C	56. E

【B型题】

57. C	58. B	59. E	60. D	61. B	62. C	63. B	64. D	65. D	66. C
67. A	68. D	69. E	70. B	71. B	72. D	73. C	74. A	75. A	76. B
77. A	78. C	79. B	80. C	81. D	82. E	83. A	84. C	85. D	86. E
87. D	88. B	89. C	90. D	91. A	92. D	93. C	94. A		

（四）简答题

1. 简述颈部的境界与分区。

答:(1)颈部的境界:颈部介于头部、胸部和上肢之间,并与之相连,分别以下颌骨下缘、下颌角、乳突尖、上项线和枕外隆凸的连线与头部分界,以胸骨的颈静脉切迹、胸锁关节、锁骨上缘和肩峰至第7颈椎棘突的连线与胸部和上肢分界。

（2）颈部的分区:颈部分为前方的固有颈部和后方的项部两部分。位于两侧斜方肌前缘之间和脊柱颈段前方的部分称为固有颈部,即通常所指的颈部。两侧斜方肌前缘之后和脊柱颈段之间的部分称为项部,也称颈后区,属于脊柱区的一部分。固有颈部又以胸锁乳突肌的前缘、后缘为界,分为颈前区、胸锁乳突肌区和颈外侧区。

2. 简述骨半规管的结构特点。

答:骨半规管为位于前庭后上方的3个半环形的骨管,相互垂直排列,其膨大的末端称为壶腹。前骨半规管位于颞骨岩部弓状隆起的深面,与岩部的长轴垂直而弓向上方,与大脑颞叶的枕颞沟相对应。后骨半规管弓向后方,垂直走行,与颞骨岩部的后面几乎平行。后骨半规管的上端与前骨半规管的后脚合成总骨脚。外骨半规管弓向后外方。

3. 简述鼻咽的结构与毗邻。

答:鼻咽位于软腭上方、鼻后孔后方,为腭帆游离缘平面以上的部分,侧壁上有咽鼓管圆枕、咽鼓管咽口和咽隐窝。经鼻后孔通鼻腔,经咽鼓管与中耳鼓室相通。鼻咽与口咽可经位于软腭后缘和咽后壁之间的咽峡相交通。

4. 简述胸骨上间隙的分布。

答:胸骨上间隙为颈筋膜浅层在胸骨柄上方 3~4cm 分为深、浅两层形成的筋膜间隙,向下分别附着于胸骨柄的前缘、后缘以及锁间韧带,经胸锁乳突肌后方与胸骨上间隙相通。内有少量的结缔组织、颈前静脉的下部、颈静脉弓、胸锁乳突肌胸骨头,有时还有淋巴结。

5. 简述眼及眼眶正常的 CT 和 MRI 影像表现。

答:(1)CT 影像表现:眶内结构密度不同,形成自然对比。眶壁骨质为高密度影,眼球壁、泪腺、眼肌及视神经呈等密度影。晶状体呈均匀高密度影,玻璃体呈均匀低密度影,眶内脂肪呈更低密度影。眶尖可见通向颅内的眶上裂及视神经管。常规横断面和冠状断面上能清楚显示眶壁,眼球,内、外、上、下直肌,上、下斜肌,视神经及泪腺等。

(2)MRI 影像表现:眶壁骨皮质呈低信号,髓腔呈高信号。眼球壁、眼肌、泪腺、视神经呈等信号,眶内脂肪呈高信号。玻璃体在 T_1WI 上呈低信号,在 T_2WI 上呈高信号。眶内血管呈流空信号。增强时眼环明显强化(主要为脉络膜强化),眼肌及泪腺均匀强化,视神经无强化。

6. 断层影像解剖学是怎么描述喉腔的?

答:喉腔向上经喉口与喉咽相通,向下连通气管。喉口朝向后上方,由会厌上缘、杓状会厌襞和杓间切迹围成。喉腔被上、下两对自喉侧壁突入腔内的前庭襞和声带分为喉前庭、喉中间腔和声门下腔。喉前庭位于喉口至前庭襞平面之间,呈上宽下窄状,在其前壁中部相当于会厌软骨柄附着处的上方,有一呈结节状的隆起为会厌结节;喉中间腔位于前庭裂平面与声门裂平面之间,向两侧延伸至前庭襞和声带之间的梭形隐窝即为喉室;声门下腔位于声门裂平面至环状软骨下缘平面之间,呈上窄下宽的圆锥状。

7. 简述颈部正中矢状断面上器官结构的分布。

答:颈部正中矢状断面上咽腔上达颅底,下缘在环状软骨下缘与食管相通,可清晰显示口咽、喉咽内的结构及其和周围结构的毗邻关系。上部前方是舌根等口腔底壁结构,口咽位于其后,下界是会厌上部。会厌位于舌根后下方,呈叶片状由前下伸向后上方,其与舌根间为会厌谷。会厌以下至环状软骨下缘(平第 6 颈椎下缘)为喉咽,下与食管相连。喉腔内以前庭襞和声带分隔,前庭襞以上称喉前庭,声带以下称声门下腔,两者之间狭长的间隙称为喉室。喉、气管的后方分别为咽和食管,咽和食管与后方的脊柱之间为咽后间隙和食管后间隙。

8. 颈部间隙包括哪些?

答:颈部间隙分为舌骨上区及舌骨下区。舌骨上区包括咽黏膜间隙、咽旁间隙、嚼肌间隙、腮腺间隙、颈动脉间隙、咽后间隙、椎周间隙;舌骨下区包括脏层间隙、颈动脉间隙、咽后间隙、椎周间隙、颈后间隙。

9. 颈外动脉主要分支血管包括哪些?

答:颈外动脉主要分支包括甲状腺上动脉、舌动脉、面动脉、胸锁乳突肌动脉、枕动脉、耳后动脉、咽升动脉、上颌动脉及颞浅动脉。

(宿连政　鲜军舫　王余广)

第三章 胸 部

一、学 习 目 标

1. 掌握 纵隔的分区及内容;肺门、肺根、肺段、胸膜腔、胸膜顶、胸膜隐窝及肺纹理的概念;胸部 X 线和 CT 表现特点;胸部 X 线影像解剖;胸部 CT 横断面 10 个代表性层面的主要结构和表现;主-肺动脉窗的范围及 CT 和 MRI 表现特点;冠状动脉的主要分支及分布。

2. 熟悉 胸骨角、剑突、肋间及肋弓等体表标志及胸部标志线;心腔、心包、心脏的体表投影及临床意义;肺内管道;胸腺的 CT 和 MRI 表现特点;腔静脉后气管前间隙、气管隆嵴下间隙的部位、毗邻关系及 CT 和 MRI 表现特点;头臂静脉层面血管断面的结构;四腔心层面的主要结构;肺动脉的主要分支及分布。

3. 了解 纵隔及肺淋巴结国际肺癌研究学会(IASLC)分区;胸部 MRI 表现特点。

二、重点和难点内容

(一) 胸部解剖

1. 概述

(1)境界与分区:胸部上界为自颈静脉切迹、锁骨上缘、肩峰至第 7 颈椎棘突的连线,下界为自剑胸结合向两侧沿肋弓、第 11 肋前端、第 12 肋下缘至第 12 胸椎棘突的连线。两侧上部与上肢移行。胸部可分为胸壁和胸腔。

(2)体表标志:包括颈静脉切迹、胸骨角、剑突、肋弓、肋和肋间隙、乳头。

2. 纵隔

(1)概述

1)位置与境界:纵隔是左、右纵隔胸膜之间的器官、结构及结缔组织的总称。纵隔位于胸腔正中偏左,呈矢状位,分隔左、右胸膜腔。

2)分区:以胸骨角至第 4 胸椎椎体下缘的平面为界,将纵隔分为上纵隔和下纵隔。下纵隔又以心包的前、后壁为界分为前、中、后纵隔。

(2)上纵隔:由前至后大致分为三层。前层(胸腺-静脉层)主要有胸腺,左、右头臂静脉和上腔静脉;中层(动脉层)有主动脉弓及其三大分支、膈神经和迷走神经;后层有食管、气管、胸导管和左喉返神经等。

(3)下纵隔

1)前纵隔:是位于心包前壁与胸骨体之间的窄隙。

2)中纵隔:是以心包前、后壁为界的区域,内含心、心包、出入心的大血管根部、膈神经、心包膈血管、奇静脉弓、心神经丛及淋巴结等。

心呈倒置圆锥形,前后略扁。心有四个腔,左心房和右心房位于后上部,左心室和右心室位于前下部。

右心房有三个入口,为上腔静脉口、下腔静脉口和冠状窦口;出口为右房室口,通向右心室。右心室入口即右房室口,周缘附有三尖瓣,三尖瓣的前瓣、后瓣和隔侧瓣借腱索与心室壁上的乳头肌相连;出口称肺动脉口,其周缘有肺动脉瓣。三尖瓣环、三尖瓣、腱索和乳头肌合称三尖瓣复合体。

左心房有四个入口,分别为左上、下肺静脉口和右上、下肺静脉口,出口是左房室口,通向左心室。左心室入口即左房室口,周缘附有二尖瓣,其前瓣、后瓣借腱索分别与前、后乳头肌相连;出口称主动脉口,其周缘有主动脉瓣;二尖瓣环、二尖瓣、腱索和乳头肌在功能和结构上密切关联,称二尖瓣复合体。

心的血液供应来自左、右冠状动脉。

心包由纤维心包和浆膜心包组成。心包腔为浆膜心包脏、壁两层互相转折围成的狭窄而密闭的腔隙,腔内含少量浆液。心包腔在某些部位形成隐窝,即心包窦。位于升主动脉、肺动脉与上腔静脉、左心房之间的部分称心包横窦;心包斜窦位于心底后面、左心房后壁与心包后壁之间,两侧为上、下肺静脉,下腔静脉;浆膜心包壁层的前部与下部移行处所夹的腔隙称心包前下窦。

3)后纵隔:是指位于胸骨角平面以下、膈以上、心包后壁与下部胸椎之间的部分。在后纵隔内,上、下纵行排列的器官有食管、胸导管、胸主动脉、奇静脉、半奇静脉、副半奇静脉、迷走神经、内脏大神经、内脏小神经、胸交感干以及纵隔后淋巴结。

食管全长有三个生理性狭窄,狭窄范围为 1.5~1.7cm,除第 1 狭窄位于颈部(咽和食管交界处)外,其余 2 个狭窄均位于胸部,即与左主支气管相交处(第 2 狭窄)和穿膈的食管裂孔处(第 3 狭窄)。第 2 狭窄位于胸骨角平面或第 4、5 胸椎椎体水平,因主动脉弓、左主支气管分别从其左壁和前方跨过,又称支气管 - 主动脉狭窄。

3. 肺 肺位于胸腔内、纵隔两侧,左右各一,借肺根和肺韧带与纵隔相连。左肺由斜裂分为上、下两叶,右肺由斜裂和水平裂分为上、中、下三叶。

(1)肺门和肺根

1)肺门:为两肺纵隔面中部的凹陷,又称第一肺门,有主支气管、肺动脉、肺静脉、支气管动脉、支气管静脉、淋巴管和肺丛等出入。各肺叶的叶支气管和肺血管的分支或属支等结构出入肺叶处,称第二肺门。

2)肺根:为出入肺门各结构被结缔组织包绕后的总称。肺根主要结构排列关系:①由前向后依次为上肺静脉、肺动脉、主支气管和下肺静脉。②自上而下,左肺根依次为左肺动脉、左主支气管、左上肺静脉和左下肺静脉;右肺根依次为右肺上叶支气管、右肺动脉、中间段支气管、右上肺静脉和右下肺静脉。此外,两肺门处尚有数个支气管肺门淋巴结,也称肺门淋巴结。

(2)肺段:每个肺段支气管的分支与其所属的肺组织构成一个肺段,亦称支气管肺段。肺段呈圆锥形,以肺段支气管入口为尖,朝向肺门,其底构成肺的胸膜面,朝向肺表面。肺段之间借结缔组织和肺静脉段间支分隔,偶尔有小动脉及小支气管越过界线,但肺段从形态和功能上都可作为一个独立单位。

依肺段支气管的分布,左、右肺通常各有 10 个段。左肺上叶的尖段支气管和后段支气管以及下叶的内侧底段支气管和前底段支气管常共干,因此左肺也可分为8个肺段。

（3）肺内管道

1）支气管:气管分为左、右主支气管。右主支气管较短粗,与气管方向较为一致,入右肺门后,发出短的上叶支气管,本干下行进入斜裂称中间段支气管。中间段支气管又分为右肺中、下叶支气管。

左主支气管较细长,入左肺门后,分为左肺上、下叶支气管,分别进入左肺上、下叶。

2）肺动脉:肺动脉干由右心室发出后,在主动脉弓下方分为左、右肺动脉。右肺动脉入肺门后立即分出右肺上叶动脉(或称前干),本干继续走行于中间段支气管前方和右上肺静脉后方,常发出返支进入右肺上叶,在斜裂处发出右肺中叶动脉和下叶动脉。

左肺动脉进入肺门后,即呈弓形(左肺动脉弓)从左主支气管的前上方绕至左肺上叶支气管的后下方,易名为左肺下叶动脉,在斜裂处分出舌动脉干,然后沿舌叶支气管的后方降入左肺下叶。

3）肺静脉:肺静脉有段内支和段间支两种属支,段内支常行于亚段间或更细段支气管间,段间支行于肺段之间,引流相邻两肺段的静脉血。两肺的静脉最后汇集成四条肺静脉,出肺门后均位于肺根的前下部,从两侧穿过心包进入左心房。

4. 胸腔脏器淋巴结

（1）纵隔前淋巴结:纵隔前淋巴结位于上纵隔前部和前纵隔内,沿出入心脏的大血管、动脉韧带和心包前方排列。可分为上、下两群:上群位于大血管前方,称纵隔前上淋巴结;下群位于心包前面,称纵隔前下淋巴结或心包前淋巴结。

（2）纵隔后淋巴结:纵隔后淋巴结位于上纵隔后部和后纵隔内。其中肺食管旁淋巴结位于食管两侧、心包后方、胸主动脉前方,收纳食管胸部、心包后部、膈后部和肝的部分淋巴,其输出管多注入胸导管。

（3）心包外侧淋巴结和肺韧带淋巴结:心包外侧淋巴结位于心包与纵隔胸膜之间,沿心包膈血管排列,收纳心包和纵隔胸膜的淋巴。肺韧带淋巴结位于肺韧带两层胸膜之间,接纳肺下叶底部的淋巴,其输出管注入气管支气管淋巴结,肺下叶肿瘤可转移到此淋巴结。

（4）气管支气管淋巴结:气管支气管淋巴结位于气管权和主支气管周围,收纳肺、主支气管、气管权和食管的淋巴,其输出管注入气管旁淋巴结。

（5）气管旁淋巴结:气管旁淋巴结位于气管周围,收纳气管胸部和食管的部分淋巴,其输出管注入支气管纵隔干。

（6）肺的淋巴结:肺有浅、深两组淋巴管。浅淋巴管位于脏胸膜深面,深淋巴管位于各级支气管周围。肺泡壁无淋巴管。浅、深淋巴管在肺内较少吻合,主要在肺门处相互吻合,回流入支气管肺门淋巴结。肺的淋巴结包括位于肺内支气管周围的肺淋巴结和位于肺门的支气管肺门淋巴结。

有关纵隔淋巴结的分组方法较多,目前多采用2009年国际肺癌研究学会（International Association for the Study of Lung Cancer, IASLC）针对肺癌 TNM 分期的 IASLC 分区法（表3-1）,其优点是命名简洁方便,便于理解记忆,有利于 CT 和 MRI 对纵隔淋巴结的定位和淋巴结清扫术的区域选择与记录。

表 3-1　纵隔及肺淋巴结 IASLC 分区

IASLC 分区	淋巴结名称	位置
1	锁骨上淋巴结	环状软骨下缘与锁骨、胸骨柄的上缘之间,以气管中线分为右锁骨上淋巴结(1R 区)和左锁骨上淋巴结(1L 区)两群淋巴结
		上纵隔淋巴结
2R	右气管旁上淋巴结	气管左缘的右侧,上界为气管中线右侧肺尖和胸膜顶、胸骨上缘,下界为头臂静脉下缘和气管的交界
2L	左气管旁上淋巴结	气管左缘的左侧,上界为气管中线左侧肺尖和胸膜顶、胸骨上缘,下界为主动脉弓上缘
3a	血管前淋巴结	位于上腔静脉和左颈总动脉前方,上界为胸骨上缘,下界为气管隆嵴
3p	气管后淋巴结	位于食管与脊椎之间,上界为胸骨上缘,下界为气管隆嵴
4R	右气管旁下淋巴结	气管左缘的右侧,上界为头臂静脉下缘和气管的交界,下界为奇静脉弓下缘
4L	左气管旁下淋巴结	位于气管左缘的左侧和动脉韧带内侧之间,上界为主动脉弓上缘,下界为左肺动脉上缘
		动脉淋巴结
5	主动脉下淋巴结(主-肺动脉窗淋巴结)	位于动脉韧带、主动脉或左肺动脉的外侧,上界为主动脉弓下缘,下界为左肺动脉上缘
6	主动脉旁淋巴结	升主动脉和主动脉弓的前方和两侧,上界为经主动脉弓上缘的水平线,下界为主动脉弓下缘
		下纵隔淋巴结
7	隆嵴下淋巴结	气管隆嵴下方,左侧下界为左肺下叶支气管上缘;右侧下界为中间段支气管下缘
8	食管旁淋巴结	食管周围(除隆嵴下淋巴结外),上界左侧为左肺下叶支气管上缘,右侧为中间段支气管下缘,下界为膈
9	肺韧带淋巴结	肺韧带内,上界为下肺静脉,下界为膈
		N1 淋巴结
10	支气管肺门淋巴结	位于主支气管和肺门血管(肺静脉近端和肺动脉主干)周围。上界右侧为奇静脉弓下缘,左侧为左肺动脉上缘,下界两侧均为肺叶间
11	肺叶间淋巴结	位于肺叶支气管起始部之间。右肺位于:①右肺上叶支气管与中间段支气管之间;②右肺中叶支气管与右肺下叶支气管之间
12	肺叶淋巴结	肺叶支气管周围
13	肺段淋巴结	肺段支气管周围
14	亚段淋巴结	肺亚段支气管周围

5. 胸膜和胸膜腔

(1)胸膜:胸膜属于浆膜,分为脏胸膜和壁胸膜。脏胸膜被覆于肺的表面,与肺紧密结合,并伸入叶间裂内。壁胸膜贴附在胸内筋膜内面、膈上面和纵隔侧面，并突至颈根部。根据其分布部位不同分为4部：肋胸膜、膈胸膜、纵隔胸膜和胸膜顶。胸膜顶突向锁骨内侧1/3段上方2~3cm，上面覆以胸膜上膜，起固定和保护作用。

（2）胸膜腔：胸膜腔为脏、壁胸膜在肺根处相互延续共同围成的密闭窄隙，左右各一，腔内为负压，并有少量浆液。当肺组织破裂等致空气进入胸膜腔时，称为气胸。

（3）胸膜隐窝：壁胸膜与脏胸膜之间大部分互相贴近，故胸膜腔是潜在的腔隙，但在某些部位，壁胸膜相互转折，深呼吸时，肺缘也不能伸入其内，这些部位的胸膜腔称为胸膜隐窝，主要有肋膈隐窝和肋纵隔隐窝。胸膜隐窝处的壁胸膜有时可见含脂肪的突起，称脂肪皱襞。

（二）胸部影像表现特点

1. X线表现特点　胸部肺组织内含丰富的气体，使肺脏与邻近组织形成良好的自然对比，且致密骨骼与周围邻近组织对比明显，因而常规X线胸部检查是肺部和胸部骨骼病变的首选检查方法。但胸部X线平片为重叠的影像，是三维物体的二维平面投影，有大约20%区域的病变被遮挡而容易漏诊，尤其是纵隔内结构相互重叠难以分辨；此外，组织密度分辨力也比较低。

2. CT表现特点　CT的密度分辨力高，组织器官不重叠，对X线平片不易显示的区域，CT可以清楚显示。如可以显示细小血管等肺内结构，增强检查还可对血管、心腔和其他结构进行明确区分。胸部CT还可采用两种不同的显示条件，即肺窗和纵隔窗，分别对肺和纵隔结构进行观察。

3. MRI表现特点　目前常规MRI平扫和增强扫描对肺实质的成像尚不理想，整个肺实质的影像基本上呈无信号的黑色。气管与主支气管内为流动的气体，质子密度很低，因而无MRI信号；而管腔周围由脂肪衬托，故能较好地显示出气管与主支气管的形态和走行。心脏大血管的流空效应及脂肪组织所特有的信号强度，使MRI在显示纵隔结构和病变方面具有明显的优势。

（三）胸部影像解剖

1. X线影像解剖　胸廓软组织包括皮肤、皮下脂肪和肌肉等。胸廓的骨骼，前有胸骨，后有胸椎，两侧前上方有锁骨，后上方有肩胛骨，两侧有肋骨围成的骨性胸廓。

气管正位片上，一般仅见气管上段，与脊柱重叠；侧位片上，气管由前上方斜向后下，前后壁平行，后壁与肺接触形成气管后影带，宽约5mm，气管权在侧位片上不明显。

左、右主支气管在正位片上，从气管下端分出，下缘呈直线形或略呈浅弧形；侧位片上，两主支气管重叠，右主支气管的右肺上叶支气管横断面呈圆形透亮环，位于上方；左主支气管的左肺上叶支气管横断面呈椭圆形透亮环，位居下方。

在侧位片上，右肺的3个叶不互相重叠；在正位片上，上、中叶以水平裂为界，部分重叠，下叶的上部与上叶的下部重叠，下叶的下部与中叶重叠。肋膈角为下叶所独占。左侧斜裂把左肺分为上、下两叶，上叶相当于右肺上、中叶所占的肺野，下叶相当于右肺下叶所占的肺野。

肺纹理由肺血管、支气管和淋巴管构成。肺门是肺和纵隔的通道。肺门影位于肺野内带。纵隔位于两肺中间，内有呼吸、循环、消化系统等的器官或组织，上起自胸廓入口，下至膈，前起自胸骨后缘，后至胸椎之间，两侧为纵隔胸膜和肺门。

2. CT影像解剖

（1）经第2胸椎椎体的横断面：该层面通过第2胸椎椎体。

1）椎体前区：该部仍以气管为中心。左颈总动脉紧靠气管左侧，左头臂静脉在左颈总动脉的前外侧。右颈总动脉位于气管右前方。食管左侧、左肺尖的内前方有锁骨下动、静脉。

2）胸膜肺区：胸膜肺区内右侧有尖段的断面，左侧有尖后段的断面。胸腔外侧壁有肋骨，肋骨的外面有前锯肌包绕。胸壁最前面的肌肉是胸大肌，胸小肌紧靠胸大肌后面。

（2）经胸肋结合上缘的横断面：该层面通过第 4 胸椎椎体。

1）纵隔区：前方是胸骨柄，后方为第 4 胸椎椎体，两侧为纵隔胸膜。气管位于纵隔的中间，气管与胸椎间有食管。从气管的前方至气管和食管的左侧，依次有头臂干、左颈总动脉和左锁骨下动脉。头臂干前方有左头臂静脉，右侧有右头臂静脉。

2）胸膜肺区：胸壁前外侧有胸大肌和胸小肌。两侧胸膜肺区内为肺的断面，右肺断面内侧主要是尖段，左肺断面的后部为尖后段。

（3）经主动脉弓的横断面：此层面通过第 4 胸椎椎体下部，恰经过主动脉弓。

1）纵隔区：前方为胸骨体，后方为第 4 胸椎椎体下部，两侧为纵隔胸膜。气管居于中间，右前方有右头臂静脉，后方为食管，左侧为主动脉弓。气管前间隙位于气管与主动脉弓和右头臂静脉之间。气管后间隙位于气管与第 4 胸椎椎体之间。

2）胸膜肺区：胸膜肺区内有左、右肺的断面，前方为前段，后方为后段或尖后段。肺下叶上段即将出现。

（4）经主 - 肺动脉窗的横断面：该层面通过第 5 胸椎椎体，恰经过主 - 肺动脉窗。

1）纵隔区：在胸骨体后方有胸腺，胸腺的左后方为主动脉弓下缘，右后方为上腔静脉。此层面以下，升主动脉与胸主动脉之间至纵隔左缘，在 CT 图像上为一低密度区域，称为主 - 肺动脉窗。

2）胸膜肺区：胸膜肺区内肺尖段已消失，肺断面的前部为前段，后部为后段。食管右侧有一扁的血管为奇静脉，位于纵隔右侧，其后方有一凹窝为奇静脉食管隐窝（奇食隐窝）。

（5）经肺动脉权的横断面：此层面通过第 6 胸椎椎体上部及其上方的椎间盘，恰经过肺动脉权。

1）纵隔区：前方为胸骨，后方为第 6 胸椎椎体上部及其上方的椎间盘，两侧有纵隔胸膜。胸骨后方有三角形的胸腺。升主动脉右侧有上腔静脉，左后方是肺动脉干分叉处。在右肺动脉后方有左、右主支气管。左主支气管左侧有左肺动脉。

2）胸膜肺区：右肺区可见上叶支气管断面。斜裂后方为上段，斜裂的内前方、上叶支气管后方有右上肺静脉。左肺区显示在左肺动脉的外侧，肺门处可见有左上肺静脉及其后方的尖后段支气管和前段支气管。

（6）经左肺上叶支气管的横断面：此层面恰经过左肺上叶支气管和右肺动脉。

1）纵隔区：肺动脉干和右肺动脉呈弧形于左后方包绕升主动脉，右肺动脉由左向右横行入右肺门。右主支气管在肺门处位于右肺动脉的后方，左主支气管分为左肺上、下叶支气管。

2）胸膜肺区：右胸膜肺区可见右肺上叶的前段和下叶的上段。左胸膜肺区可见左主支气管分叉的前方有左上肺静脉横行。斜裂向前推移。

（7）经主动脉窦的横断面：此层面经过主动脉窦。

1）纵隔区：该层面以心包为界又分为前、中、后纵隔。心前部为右心室（动脉圆锥部）；后部的横行腔隙为左心房，位于食管的前方。左心房与右心室之间为升主动脉根部，右侧为右心房。

2）胸膜肺区：胸壁前部有胸大肌，后外侧壁有前锯肌和背阔肌。右肺断面上可见上、中、下三叶。前部为上叶的前段，中部为中叶的内、外侧段，后部主要为下叶的上段。左肺断面的前半部为前段和上舌段,后半部为上段。斜裂后方为下叶各段支气管的根部,上段即将消失。

（8）经左、右下肺静脉的横断面:该层面显示四腔心上份。

1）纵隔区:中纵隔内,心包包绕四腔心。右心房与右心室位于右前方;左心房与左心室位于左后方,左心房两侧可见左、右下肺静脉。

2）胸膜肺区:右肺断面的前部为前段,呈尖向前内的三角形,与中叶之间有水平裂相隔。右肺中叶呈楔形,后外的部分为外侧段,前内的部分为内侧段。下叶与中叶之间有横行的斜裂分隔,下叶可见基底段支气管,外侧部为外侧底段,后部为后底段,斜裂后方为前底段,进入奇食隐窝的肺嵴为内侧底段。左肺断面前份的小部分为前段,与斜裂之间的大部分为舌叶。斜裂后方为下叶断面,可见 4 个基底段支气管断面。

（9）经四腔心的横断面:此层面显示四腔心的下份。

1）纵隔区:右房室口处可见三尖瓣,左房室口处可见二尖瓣。食管与胸主动脉由左、右关系逐渐变为右前、左后关系。

2）胸膜肺区:右肺下叶面积逐渐增大。肺嵴及其周围的肺组织为内侧底段,下叶后方为后底段,外侧为外侧底段,斜裂后方的外侧部为前底段。左肺下叶断面的后内侧部为后底段,外侧部为外侧底段,斜裂后方、左心室左侧的部分为内前底段。

（10）经膈腔静脉孔的横断面:此层面通过第 9 胸椎椎体的上部,恰经过膈的腔静脉孔。

1）纵隔区:中纵隔心包内为三腔心,其右后方为下腔静脉口。胸主动脉与食管的位置关系由左、右排列变为食管在前、主动脉在后。食管右前方为下腔静脉。

2）胸膜肺区:右肺断面上的右肺上叶消失,中叶的外侧段和内侧段面积增大。两肺下叶各段同上一层面。

3. MRI 影像解剖

（1）淋巴结:经常能见到的是气管右旁组淋巴结及气管左旁组淋巴结。在 T_1WI 上容易识别,表现为均质圆形或卵圆形结构。正常淋巴结的横径应小于 10mm。

（2）胸腺:胸腺呈现均质的信号结构,其 T_1 值大于脂肪,因而在 T_1WI 上,信号强度低于脂肪;胸腺的 T_2 值与脂肪相似,不随年龄而变化,但胸腺的质子密度小于脂肪,因此在 MRI 上,胸腺通常是可见的。

（3）纵隔间隙:纵隔间隙由纵隔内脏器与血管组成,其内主要为脂肪和淋巴结,有 3 个重要的间隙。

1）主 - 肺动脉窗间隙:其前、上、后以主动脉弓为界,内侧以气管、主支气管为界,下方以左主支气管、左肺动脉为界。横断面上,内侧为气管与左主支气管,外侧为胸膜,前后为主动脉弓;冠状断面上呈三角形或矩形;矢状断面上见于跨过主动脉弓的切面上。左前纵隔组下部的淋巴结位于此间隙内。

2）腔静脉后气管前间隙:横断面上,其前外侧为上腔静脉,前内侧为升主动脉,后方为气管,右侧为主支气管;冠状断面和矢状断面上,下方为奇静脉,上方为头臂干。此间隙在横断面上观察效果最佳。气管右外侧下方的淋巴结(包括隆嵴前淋巴结)在此间隙内。

3）气管隆嵴下间隙:此间隙以横断面与冠状断面显示为佳,其上外侧为主支气管,前方为肺动脉,下方为左心房,后方为奇食隐窝。间隙内含 1 个至数个淋巴结。

(四) 胸部血管影像解剖

1. 头臂静脉层面　即胸锁关节层面。纵隔内可见 5 个血管断面,左头臂静脉斜行走向右方,将与右头臂静脉汇合成上腔静脉。

2. 主动脉弓层面 可见主动脉弓自右前向左后斜行,位于气管的左前方。约 10% 的正常人在此层面可见奇静脉弓。主动脉弓前方的前纵隔呈三角形,尖端指向前,为脂肪密度,正常成人其内有胸腺的残余。于奇静脉内侧可见腔静脉后气管前间隙,除包含脂肪和一些结缔组织外,通常还包含数个小的淋巴结。

3. 主-肺动脉窗层面 其上界为主动脉弓下缘,下界为左肺动脉,前方为升主动脉,内后方为气管,其内亦包含数个淋巴结、脂肪和一些结缔组织。肺动脉干向左、向后延伸为左肺动脉,而左上肺静脉则见于左肺动脉的外后方;肺动脉干向后、向右延伸为右肺动脉,于上腔静脉和中间段支气管之间走行,右上肺静脉则位于右肺动脉的外侧。此层面肺动脉干与两侧肺动脉呈人字形排列。正常肺动脉干直径不应超过 29mm。在此层面可同时观察到升主动脉和降主动脉,两者比例为(1.1~2.2):1。奇静脉弓多位于此层面,自后向前越过右肺上叶支气管上缘汇入上腔静脉。

4. 四腔心层面 可见左、右心房和左、右心室,心腔和心壁。主动脉窦及左心室流出道位于正中,左心室位于其左侧,左心房位于其后方,右心室位于其前方,右心房位于其右侧。左心房、室间可见二尖瓣,右心房、室间为三尖瓣。心房间为房间隔,较薄;心室间为室间隔,其厚度与左心室游离壁厚度接近,右心室壁厚度则相对较薄。左心室腔近似椭圆形,肌小梁纤细,轮廓较光滑,可见乳头肌影;右心室腔则近似三角形,肌小梁相对粗大,因而轮廓较粗糙。房室沟及室间沟内可见相应冠状动脉影像。

5. 正常冠状动脉 冠状动脉是为心脏供血、营养心脏的动脉系统。多为左、右 2 个开口分成 3 个主支。绝大多数起自升主动脉根部的主动脉窦,走行于心脏表面,正常情况下,它对血液的阻力很小,小于总体冠状动脉阻力的 5%。从心外膜动脉进入心壁的血管,一类呈丛状分散支配心室壁的外、中层心肌(即丛支);一类垂直进入室壁直达心内膜下(即穿支),直径几乎不减,并在心内膜下与其他穿支构成弓状网络,然后再分出微动脉和毛细血管。丛支和穿支在心肌纤维间形成丰富的毛细血管网,供给心肌血液。

由于冠状动脉在心肌表面走行,故极易受心肌收缩挤压的影响。心脏收缩时,血液不易通过,心脏舒张时,心脏方能得到足够的血液,此为冠状动脉供血特点。人类心肌毛细血管的密度很高,约为 2 500 根/m²,相当于每个心肌细胞伴随 1 根毛细血管,这有利于心肌细胞摄取氧和进行物质交换。冠状动脉之间存在着丰富的吻合支或侧支血管。冠状动脉虽小,但血流量很大,约占心输出量的 5%,这就保证了心脏有足够的营养,使它有力地、昼夜不停地跳动。冠状动脉常有冠状静脉伴行,收集代谢后的静脉血,汇集于冠状窦,再回流到右心房。

(1)左冠状动脉

1)左主干:自左冠窦发出,左主干走行于肺动脉干与左心耳之间,包埋于心外膜深面脂肪中,向左走行于肺动脉与左心房之间,总干的长度不一,成人为 0.1~2.8cm。左主干末端分出前降支和左回旋支。无左主干的左冠状动脉很少见,其前降支和左回旋支常并列开口于左冠窦。

2)前降支:或称为前室间支,沿前室间沟下行至心尖部,经心尖切迹转向心脏膈面,终止于后室间沟的下 1/3 部。沿途发出分支到前室间沟及两旁的左、右心室前壁,心尖部,心脏膈面下 1/3 及室间隔的前 2/3 区域。

3)左回旋支:一般从左冠状动脉主干发出后即走行于左冠状沟内,在心室的左缘转向心室膈面,终止于心左缘和房室交界的室间隔面及左心室后壁。左回旋支沿途发出分支分布到左心房、左心室前壁心底部、左心室左缘及左心室后壁近侧缘部。一般左回旋支长短不一,它的分布区域与右冠状动脉在膈面的分布区域相配合,大约有 10% 的左回旋支下行至后室间沟形成左后降支。

（2）右冠状动脉:发自右冠窦外侧壁,开口距窦底 1.5~2.0cm,沿右冠状沟走行,至房室交界区附近发出后降支(又称后室间支)。多数心脏的右冠状动脉发出后降支前在冠状沟走行,在房室交界点附近或右侧分为后降支和右旋支。

6. 肺动脉的走行与分布　肺动脉是短而粗的动脉干,长 4.0~5.0cm,宽 2.5~3.0cm,起自右心室漏斗部。经主动脉根部的前面呈螺旋状向左上后方走行,至主动脉弓的凹侧,相当于第 4 胸椎椎体水平分为左、右肺动脉入肺。在分叉部的稍左侧,肺动脉与主动脉弓下缘间有一纤维束连接,为动脉韧带,是动脉导管闭合后的残留物。肺动脉的左支较短,呈水平方向横行经过胸主动脉及左主支气管的前面达肺门,再分成 2 支入上、下肺叶。右支较粗长,横行经过升主动脉及上腔静脉的后面再分成 3 支入上、中、下肺叶。

由右心室发出的肺动脉输送静脉血到左、右两肺,通过肺泡壁的毛细血管,再经肺静脉汇集成氧合后的动脉血输送到左心房。

三、习　　题

（一）名词解释

1. 颈静脉切迹
2. 肋弓
3. 心包窦
4. 肺门
5. 胸膜隐窝
6. 肋膈隐窝
7. 肺根
8. 支气管肺段
9. 肺纹理
10. 流空效应
11. 主 - 肺动脉窗

（二）填空题

1. 胸部由＿＿＿＿、＿＿＿＿及其内容物组成。

2. 右肺肺段可分为 10 个段。其中上叶 3 个段,分别为＿＿＿＿、＿＿＿＿、＿＿＿＿。

3. 营养心脏的动脉是＿＿＿＿,包括＿＿＿＿、＿＿＿＿。

4. 左肺动脉分为＿＿＿＿、＿＿＿＿。

5. 右主支气管的形态特点是＿＿＿＿、＿＿＿＿。

6. 肺位于＿＿＿＿内,＿＿＿＿的两侧。右肺被＿＿＿＿和＿＿＿＿分为上、中、下三叶。

7. 壁胸膜依其所在部位可分为＿＿＿＿、＿＿＿＿、＿＿＿＿和＿＿＿＿四部分。

8. 右心室的入口为＿＿＿＿,其周缘附有＿＿＿＿瓣,右心室的出口为＿＿＿＿,其周缘附有＿＿＿＿瓣。

9. 胸膜隐窝按其部位不同主要有＿＿＿＿和＿＿＿＿。

10. 肺根的主要结构排列,由前向后为:＿＿＿＿、＿＿＿＿、＿＿＿＿和＿＿＿＿。

11. 右肺根内的主要结构排列,自上而下为:_____、_____、_____、_____、_____。

12. 依据 IASLC 分区方法,血管前淋巴结属于_____分区,支气管肺门淋巴结属于_____分区,肺叶淋巴结属于_____分区。

13. 肺纹理由_____、_____组成,_____、_____及_____也参与肺纹理的形成。

14. 胸廓的影像解剖结构包括软组织和_____,而后者主要包括_____、_____、_____。

15. 气管在第 4 胸椎平面分为_____、_____主支气管,其分叉处称_____。

16. 图 3-1 所标示的结构为:①_____;②_____;③_____。

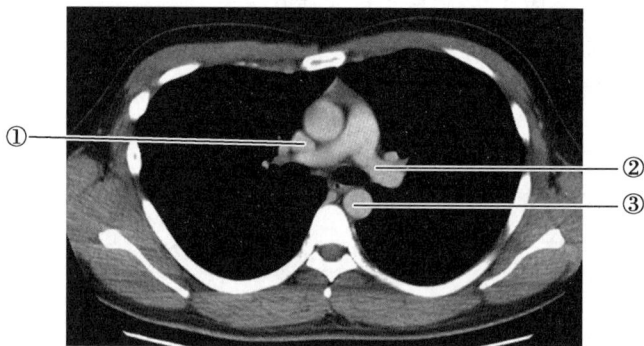

图 3-1　第 16 题

17. 图 3-2 所标示的结构为:①_____;②_____;③_____;④_____。

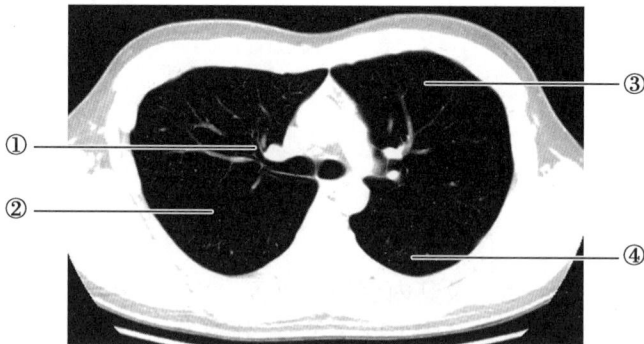

图 3-2　第 17 题

(三) 单项选择题

【A₁ 型题】

1. 从左心室发出的血管是
   A. 奇静脉
   B. 左肺动脉
   C. 升主动脉
   D. 上腔静脉
   E. 锁骨下动脉

2. 男性乳头的位置平对
   A. 第 10 肋间隙
   B. 第 8 肋间隙

C. 第 6 肋间隙
D. 第 4 肋间隙

E. 第 2 肋间隙

3. 正常人一般左肺由几个肺段组成
    A. 7
    B. 8
    C. 9
    D. 10
    E. 11

4. 左肺下叶分为四段,与右肺下叶**不同**的是
    A. 外前底段
    B. 外后底段
    C. 内外底段
    D. 内前底段
    E. 内后底段

5. 后纵隔中**不包括**
    A. 食管
    B. 膈神经
    C. 胸主动脉
    D. 胸导管
    E. 奇静脉

6. 紧邻颈静脉切迹后方的主要结构是
    A. 左锁骨下静脉
    B. 左颈内静脉
    C. 左颈外静脉
    D. 左头臂静脉
    E. 左静脉角

7. 关于胸骨角平面叙述**不正确**的是
    A. 向外平对第 2 肋间隙
    B. 向后平对第 4 胸椎椎体下缘
    C. 气管杈
    D. 上、下纵隔的分界处
    E. 食管的第 2 狭窄处

8. 关于肺叙述正确的是
    A. 左、右肺形态对称,呈圆锥体形
    B. 分别位于两侧胸膜腔内
    C. 右肺宽而短,有胸主动脉压迹
    D. 左肺窄而长,有奇静脉压迹
    E. 高出锁骨内侧 1/3 段上方 2.5cm

9. 关于肋膈隐窝叙述正确的是
    A. 半坐位时,是胸膜腔的最低部位
    B. 深吸气时,肺下缘可充满此隐窝
    C. 由肋胸膜与纵隔胸膜相互移行而成
    D. 由肋胸膜和肺胸膜反折而成
    E. 由两侧纵隔胸膜反折而成

10. 左肺根内主要结构由上而下依次为
    A. 肺动脉、支气管、肺静脉
    B. 支气管、肺动脉、肺静脉
    C. 支气管、肺静脉、肺动脉
    D. 肺静脉、支气管、肺动脉
    E. 肺动脉、肺静脉、支气管

11. 心包斜窦位于
    A. 左心房前方
    B. 左心房后方
    C. 上腔静脉前方
    D. 升主动脉后方
    E. 左心室前方

12. 依据 IASLC 分区,肺韧带淋巴结属于

    A. 6   B. 7

    C. 8   D. 9

    E. 10

13. 关于食管叙述**不正确**的是

    A. 食管全长有 3 个生理性狭窄,狭窄范围为 1.5~1.7cm

    B. 2 个狭窄位于颈部,3 个狭窄均位于胸部

    C. 第 2 狭窄位于食管与左主支气管相交处

    D. 第 3 狭窄位于食管穿膈的食管裂孔处

    E. 第 2 狭窄位于胸骨角平面或第 4、5 胸椎椎体水平,因主动脉弓、左主支气管分别从其左壁和前方跨过,又称支气管 - 主动脉狭窄

14. 关于肺内支气管叙述**不正确**的是

    A. 右肺上叶支气管发出尖段支气管、后段支气管和前段支气管

    B. 右肺中叶支气管分为外侧段支气管和内侧段支气管

    C. 右肺下叶支气管先发出上段支气管,再发出 4 个底段支气管

    D. 左肺上叶支气管分为上、下两干,上干分为尖前段支气管和后段支气管

    E. 左肺下叶支气管的内侧底段支气管与前底段支气管常见共干,称为内前底段支气管

15. 关于左肺动脉叙述**不正确**的是

    A. 左肺动脉一般分为左肺上叶动脉和左肺下叶动脉

    B. 左肺动脉在绕上叶支气管前发出前段动脉

    C. 左肺上叶动脉发出尖后段动脉

    D. 左肺下叶动脉发出下段动脉,然后再分为内前底段动脉和外后底段动脉

    E. 外后底段动脉再分为外侧底段动脉和后底段动脉

16. 上纵隔内**不包括**

    A. 右颈总动脉   B. 右喉返神经

    C. 甲状腺   D. 左、右头臂静脉

    E. 气管

17. 关于肺静脉叙述**不正确**的是

    A. 没有瓣膜,起源于肺泡壁的毛细血管网,收集含氧丰富的动脉血

    B. 肺静脉有段内支和段间支两种属支

    C. 两肺的静脉最后汇集成四条肺静脉

    D. 肺静脉出肺门后位于肺根的前下部

    E. 肺静脉从两侧穿过心包进入右心房

18. 关于胸腔脏器淋巴结叙述正确的是

    A. 纵隔前淋巴结位于上纵隔前部和前纵隔内

    B. 纵隔后淋巴结收纳胸腺、心包前部、心、纵隔胸膜、膈前部和肝上面的淋巴

    C. 纵隔前淋巴结收纳食管胸部、心包后部、膈后部和肝的部分淋巴

    D. 气管旁淋巴结位于气管杈和主支气管周围

    E. 气管支气管淋巴结位于气管周围,收纳气管胸部和食管的部分淋巴

19. 采用 2009 年国际肺癌研究学会针对肺癌 TNM 分期的 IASLC 分区法,关于纵隔淋巴结 IASLC 分区叙述正确的是

　　A. 3a 代表气管前淋巴结

　　B. 锁骨上淋巴结位于环状软骨下缘与锁骨、胸骨柄的上缘之间,以气管中线分为 1R 区和 1L 区两群淋巴结

　　C. 气管后淋巴结位于气管左缘的右侧,上界为头臂静脉下缘和气管的交界处,下界为奇静脉弓下缘

　　D. 4R 代表右气管旁上淋巴结

　　E. 食管旁淋巴结位于食管与脊椎之间,上界为胸骨上缘,下界为气管隆嵴

20. 心脏 MRI 扫描时最基本的心脏断层是

　　A. 横断位　　　　　　　　　　　　　B. 心脏短轴位

　　C. 矢状位　　　　　　　　　　　　　D. 冠状位

　　E. 心脏长轴位

21. **不属于**流空现象的范畴的是

　　A. 施加 90° 脉冲　　　　　　　　　　B. 流空的血管呈黑色

　　C. 施加 180° 重聚相位脉冲　　　　　　D. 使用对比剂

　　E. 流动血液的信号还与流动方向有关

22. 关于 MRA 叙述**不正确**的是

　　A. 适用于各种血管病变的检查

　　B. 仅向血管内注射少量对比剂

　　C. 无须向血管内注射对比剂

　　D. 常用技术有时间飞跃法和相位对比法

　　E. 简单、安全,属于无创性检查

23. 正常情况下胸部 MRI **不能**显示的结构是

　　A. 胸腺　　　　　　　B. 皮肤　　　　　　　　　C. 胸膜

　　D. 气管　　　　　　　E. 食管

24. 中肺野是指上肺野以下至

　　A. 第 4 肋骨下缘的水平线　　　　　B. 第 4 肋骨前端下缘的水平线

　　C. 第 4 肋骨下缘的最低点　　　　　D. 第 4 肋骨前端下缘的最低点

　　E. 第 4 肋骨前端下缘的最低点水平线

25. 肺纹理的主要解剖成分是

　　A. 支气管　　　　　　　　　　　　B. 肺静脉

　　C. 肺动脉　　　　　　　　　　　　D. 肺静脉、支气管

　　E. 肺动脉、肺静脉

26. 正位胸片中,**不易**被观察到的是

　　A. 双侧肺野病变　　　　　　　　　　B. 双侧肺门病变

　　C. 纵隔病变　　　　　　　　　　　　D. 胸膜病变

　　E. 双侧肋膈角病变

27. 右下肺动脉干宽度正常值是

　　A. <20mm　　　　　　　B. <15mm　　　　　　　　C. <10mm

D. <5mm   E. <3mm

28. 常规胸片中,显示效果最差的结构是

    A. 肋骨   B. 肋软骨

    C. 锁骨   D. 横膈

    E. 胸椎

29. 胸片上,正常肺门位于

    A. 第 1~3 前肋内带   B. 第 2~4 前肋内带

    C. 第 4~6 前肋内带   D. 第 5~7 前肋内带

    E. 第 7~9 前肋内带

30. 主 - 肺动脉窗层面**不包括**

    A. 上腔静脉   B. 头臂静脉

    C. 升主动脉和降主动脉   D. 奇静脉弓

    E. 降主动脉和气管

31. MRI 能在同一层面上显示左、右心房及左、右心室 4 个心腔的位置是

    A. 矢状位

    B. 横断位

    C. 垂直于室间隔的心脏长轴位

    D. 垂直于室间隔的心脏短轴位

    E. 平行于室间隔的心脏长轴位

32. 诊断冠状动脉性心脏病最可靠的方法是

    A. 选择性左心室造影   B. 冠状动脉造影

    C. 主动脉造影   D. 选择性右心造影

    E. 静脉心血管造影

33. 关于主 - 肺动脉窗叙述**错误**的是

    A. 位于主动脉弓下方与左肺动脉上方之间

    B. 前、后方分别为升主动脉、降主动脉

    C. 内有动脉韧带、左喉返神经和淋巴结等

    D. 是临床上诊断动脉导管未闭的最佳层面

    E. 正常情况下 CT 容易显示该区淋巴结

34. 图 3-3 中①所示的结构是

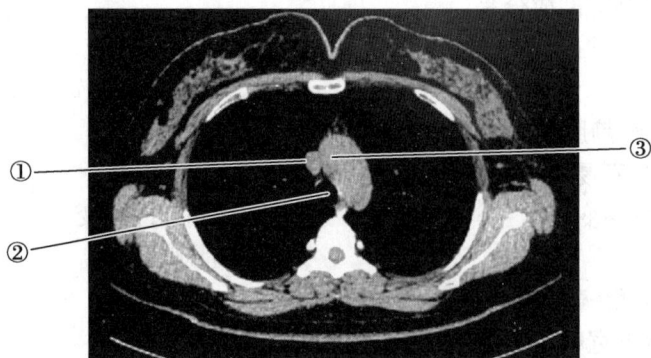

图 3-3   第 34 题

A. 食管　　　　　　　　　　　　B. 主动脉弓

C. 上腔静脉　　　　　　　　　　D. 气管

E. 升主动脉

35. 图 3-4 中⑤所示的肺段是

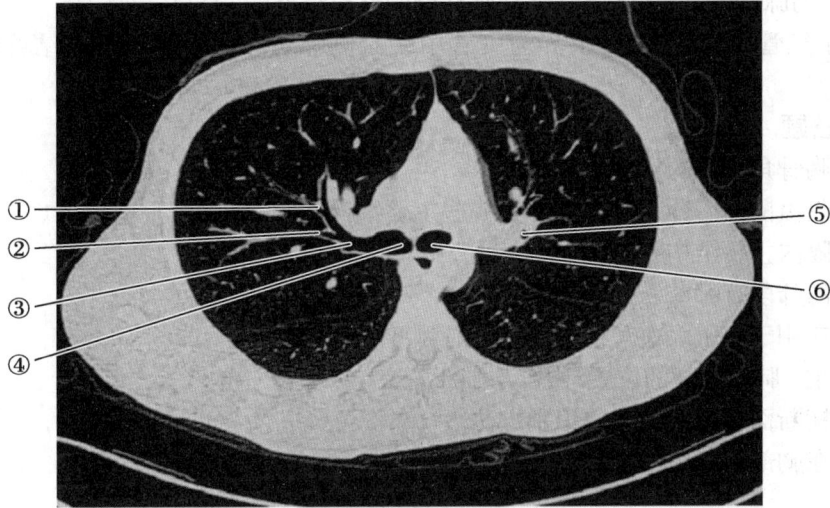

图 3-4　第 35 题

A. 左肺上叶尖后段　　　　　　　B. 左肺上叶前段

C. 左肺上叶上舌段　　　　　　　D. 左肺上叶下舌段

E. 左肺下叶上段

【B 型题】

（36~37 题共用备选答案）

A. 肺动脉　　　　　　B. 肺静脉　　　　　　C. 气管

D. 淋巴管　　　　　　E. 神经

36. 不参与构成肺纹理的结构是

37. 不参与构成肺门的结构是

（38~39 题共用备选答案）

A. 胸腺　　　　　　　　　　　　B. 胸导管

C. 气管　　　　　　　　　　　　D. 心

E. 头臂干

38. 中纵隔内有

39. 后纵隔内有

（40~41 题共用备选答案）

A. 主动脉口　　　　　　　　　　B. 右房室口

C. 肺动脉口　　　　　　　　　　D. 左房室口

E. 肺静脉口

40. 三尖瓣位于

41. 左心房的出口是

（42~44 题共用备选答案）

A. 2R	B. 3a	C. 5
D. 7	E. 11	

42. 位于肺叶间的淋巴结的 IASLC 分区是

43. 位于动脉韧带、主动脉或左肺动脉外侧的淋巴结群的 IASLC 分区是

44. 位于气管左缘的右侧，上界为气管中线右侧肺尖和胸膜顶的淋巴结群的 IASLC 分区是

（四）简答题

1. 简述胸骨角平面的标志性意义。

2. 上纵隔由前向后分几层？各层有哪些主要结构？

3. 后纵隔内主要结构有哪些？

4. 右肺的肺段有哪些？

5. MRI 应用于心脏大血管检查的优势有哪些？

6. 简述主 - 肺动脉窗的位置、内容与临床意义。

7. 简述横断面影像上斜裂的识别方法。

8. 试述在胸部横断层中，四个心腔的识别方法。

四、参 考 答 案

（一）名词解释

1. 颈静脉切迹：为胸骨柄上缘中部的切迹，成人颈静脉切迹后方约平对第 2、3 胸椎之间。

2. 肋弓：由第 7~10 肋软骨连结而成，肋弓最低点平对第 3 腰椎。

3. 心包窦：浆膜心包脏、壁两层互相转折围成的狭窄而密闭的腔隙为心包腔，心包腔在某些部位形成的隐窝称心包窦。

4. 肺门：为两肺纵隔面中部的凹陷，有主支气管、肺动脉、肺静脉、支气管动脉、支气管静脉、淋巴管和肺丛等出入。

5. 胸膜隐窝：在壁胸膜反折处，即使深吸气肺也不能深入其间，这些部位的胸膜腔称胸膜隐窝。

6. 肋膈隐窝：是肋胸膜与膈胸膜转折形成的胸膜隐窝，是胸膜腔的最低部位，胸膜腔积液首先积聚于此。

7. 肺根：出入肺门的所有结构被结缔组织包绕构成肺根，肺根内的结构包括主支气管、肺动静脉、支气管动静脉、淋巴管和肺丛等。

8. 支气管肺段：每一肺段支气管及其所属的肺组织称支气管肺段。右肺分为 10 段，左肺分为 8~10 段。

9. 肺纹理：是自肺门向外呈放射状分布的树枝状阴影，由肺门向外围延伸，近端粗、远端细，内带显著、中带较细、外带几乎消失，由肺动、静脉等组成。

10. 流空效应：由于 MRI 信号采集需一定时间，快速流动的血液不产生或只产生极低信号，与周围组织及结构形成良好对比，这种现象称为流空效应。

11. 主 - 肺动脉窗：升主动脉与胸主动脉之间至纵隔左缘，在 CT 图像上为一低密度区域，称为主 - 肺动脉窗，也称主动脉肺动脉窗。含有动脉韧带、主 - 肺动脉窗淋巴结和左喉返神经等。

（二）填空题

1. 胸壁　胸腔

2. 尖段（SⅠ）　后段（SⅡ）　前段（SⅢ）

3. 冠状动脉　左冠状动脉　右冠状动脉

4. 左肺上叶动脉　左肺下叶动脉

5. 粗　短　直

6. 胸腔　纵隔　斜裂　水平裂

7. 胸膜顶　肋胸膜　膈胸膜　纵隔胸膜

8. 右房室口　三尖　肺动脉口　肺动脉

9. 肋膈隐窝　肋纵隔隐窝

10. 上肺静脉　肺动脉　主支气管　下肺静脉

11. 右肺上叶支气管　右肺动脉　中间段支气管　右上肺静脉　右下肺静脉

12. 3a　10　12

13. 肺动脉　肺静脉　支气管　淋巴管　少量间质组织

14. 骨骼　12 对肋骨　胸骨　12 块胸椎

15. 左　右　气管杈

16. 上腔静脉　左肺动脉　降主动脉

17. 右肺上叶前段支气管　右肺斜裂　左肺上叶前段　左肺下叶上段

（三）单项选择题

【A₁ 型题】

1. C　2. D　3. B　4. D　5. B　6. D　7. A　8. E　9. A　10. A

11. B　12. D　13. B　14. D　15. D　16. C　17. E　18. A　19. B　20. A

21. D　22. B　23. C　24. E　25. D　26. C　27. B　28. B　29. D　30. B

31. C　32. B　33. E　34. C　35. A

【B 型题】

36. C　37. C　38. D　39. B　40. B　41. D　42. E　43. C　44. A

（四）简答题

1. 简述胸骨角平面的标志性意义。

答：胸骨柄与胸骨体连接处所形成的微向前方突出的角称为胸骨角。胸骨角平面是胸部的重要平面，其标志性意义主要有：①是上、下纵隔平面的分界；②后方平第 4 胸椎椎体下缘；③该平面正好通过主 - 肺动脉窗，平对主动脉弓起端与止端；④气管杈在此平面出现；⑤奇静脉弓在此平面以上跨越右肺根上方，向前汇入上腔静脉；⑥食管在此平面以下与左主支气管交叉，形成食管第 2 狭窄；⑦胸导管在此平面下方由脊柱右侧转向左侧上行；⑧胸骨角双侧平对第 2 肋软骨，为计数肋骨的标志。

2. 上纵隔由前向后分几层？各层有哪些主要结构？

答：上纵隔由前向后分三层。前层有胸腺、头臂静脉和上腔静脉；中层有主动脉弓及其分支、膈神经和迷走神经；后层有气管、食管和胸导管等。

3. 后纵隔内主要结构有哪些？

答：后纵隔内有食管、迷走神经、胸主动脉、奇静脉、半奇静脉、副半奇静脉、胸导管、胸交感干和纵隔后淋巴结等。

4. 右肺的肺段有哪些?

答:右肺的肺段比较恒定,可分为 10 个段。上叶 3 个段为尖段(SI)、后段(SII)和前段(SIII);中叶 2 个段为外侧段(SIV)和内侧段(SV);下叶 5 个段为上段(SVI)、内侧底段(SVII)、前底段(SVIII)、外侧底段(SIX)和后底段(SX)。

5. MRI 应用于心脏大血管检查的优势有哪些?

答:优势有:①心肌和血管壁组织与血流信号间存在良好的对比,无须任何对比剂;② MRI 为无创性检查,亦无放射线的辐射损伤,有较高的安全性;③ MRI 为三维成像,可进行任意层面的断层扫描,并重复显示心、大血管的解剖结构,可定量测定心脏的体积;④ MRI 心脏电影可动态显示心脏收缩期和舒张期的运动,包括心脏瓣膜运动、血流动力学和心肌收缩率等,随着心分析软件的不断开发,可对心功能进行更加全面而准确的评估。

6. 简述主 - 肺动脉窗的位置、内容与临床意义。

答:主 - 肺动脉窗位于主动脉弓下方及左肺动脉上方之间,高 1.0~1.5cm,其前方为升主动脉,后方为降主动脉,上方为主动脉弓,下方为肺动脉,外侧为纵隔胸膜及左侧纵隔内的一个区域,内有动脉韧带、淋巴结、左喉返神经。主 - 肺动脉窗右侧与气管前间隙相通,左侧与血管前间隙相通。正常 CT 图像上不能见到淋巴结,有时可见条索状的动脉韧带通过,是临床上诊断动脉导管未闭的最佳层面。左外侧界为纵隔胸膜,内侧界为气管,前、后方分别为升主动脉、降主动脉和食管。

7. 简述横断面影像上斜裂的识别方法。

答:叶间裂是肺叶划分的标志,CT 图像上双侧斜裂的上、下部显示为乏血管带,追踪 CT 图像上支气管及其伴行动脉的走行也是确定斜裂的可行方法。

8. 试述在胸部横断面中,四个心腔的识别方法。

答:在胸部的横断面中,左心房为恒定位于食管前方的心腔,依据升主动脉的起始部可识别左心室,依据肺动脉起始部可识别右心室,依据上腔静脉根部可识别右心房。

(张少杰 郑敏文 张丽芝 艾 涛)

第四章 腹 部

一、学习目标

1. **掌握** 腹部结构的配布特点;肝的形态、位置和毗邻;肝门;肝蒂;Couinaud 肝段划分法;Glisson 系统;肝内管道在肝内的行程及分支;胰形态、分部、位置和毗邻;胆囊的分部、肝外胆道系统的组成、肝胰壶腹;肾的形态结构、位置和毗邻,肾门、肾窦和肾蒂;肾上腺的形态、位置和毗邻;脾的位置、形态和毗邻;腹膜、腹膜腔的概念,男、女性腹膜腔的特点,腹膜形成的结构,腹膜分区及腹膜间隙;腹膜后间隙的分部及意义。正常腹部的 X 线平片表现;食管压迹、食管膈壶腹的钡餐检查表现;胃、十二指肠钡餐检查的正常表现;胃的形态、分型;结肠钡灌肠的正常表现;输尿管分段及生理狭窄区;肝、胆、胰、脾、肾、肾上腺的正常 CT 表现,腹部主要大动静脉、门静脉系统的影像解剖;花斑脾的概念;磁共振胰胆管成像(MRCP)的正常表现。

2. **熟悉** 腹部的境界与分区;腹部主要的标志性结构及其意义,肋下平面、棘间平面、髂嵴上平面和剑胸平面的位置及意义;第二肝门和第三肝门的位置及意义;门腔间隙的位置及意义。食管钡餐检查的正常表现;空、回肠钡餐检查的正常表现;静脉肾盂造影的正常表现;胃肠道的正常 CT 表现;肝、胆、胰、脾、肾、肾上腺的正常 MRI 表现。

3. **了解** 肾段;脾门;固定肝的韧带;固定脾的韧带。胃肠道的正常 MRI 表现。

二、重点和难点内容

(一) 概述

1. **境界与分区** 腹部的上界为胸部下界,腹部的下界为盆部上界;而腹腔境界比腹部体表境界大,其上界为膈穹,下方通过骨盆上口与盆腔相通。在临床上,腹部的分区通常采用四分法和九分法。

2. **标志性结构** 标志性结构有髂嵴、髂前上棘、耻骨联合、耻骨嵴、耻骨结节、脐和肋弓。标志性平面有肋下平面、髂嵴上平面、棘间平面和剑胸平面。

3. **腹部结构的配布特点** 腹部由腹壁、腹腔及腹腔脏器组成。腹腔借横结肠及其系膜分为结肠上区和结肠下区。结肠上区器官结构较为复杂,主要有肝、肝外胆道系统、脾、胃、十二指肠、小网膜等;结肠下区器官结构有小肠、盲肠、阑尾、升结肠、降结肠、乙状结肠、大网膜等。小肠、横结肠、乙状结肠和阑尾由系膜固定,因而这些器官位置变化较大。

腹壁借腋后线分为腹前外侧壁和腹后壁。腹膜后间隙位于腹后壁,为腹内筋膜与壁腹膜之间较宽大的间隙,除含有大量的疏松结缔组织和脂肪外,尚有胰、十二指肠的降部和水平部、肾、肾上腺、输尿管、腹部大血管、淋巴结和神经等。

(二) 腹部解剖

1. **肝** 为人体最大的消化腺。

(1) 形态、位置与毗邻:肝呈楔形,膈面被膈覆盖,并借镰状韧带分为右叶和左叶。脏面

（下面）有 H 形沟,借 H 形沟,肝又可分为右叶、左叶、方叶和尾状叶。肝前缘（下缘）有肝圆韧带切迹（或脐切迹）和胆囊切迹。肝后面大部分没有腹膜覆盖,借疏松结缔组织连于膈,称为肝裸区。

肝门（第一肝门）:位于肝脏面的横沟,有肝门静脉、肝动脉、肝管、神经及淋巴管进出。

第二肝门:位于腔静脉沟上部,有肝左、中、右静脉开口于下腔静脉。

第三肝门:位于腔静脉沟下部,有来自右后叶的肝右后下静脉和尾状叶的肝短静脉开口于下腔静脉。

肝蒂:出入肝门的肝门静脉、肝动脉、肝管、神经、淋巴管及其包被的结缔组织统称为肝蒂。肝蒂内主要结构在肝门处的排列为:肝左、右管在前,肝固有动脉左、右支居中,肝门静脉左、右支居后。在网膜孔处,肝蒂内主要结构的排列为:胆总管在右前方,肝固有动脉在左前方,肝门静脉在两者间的后方。

肝大部分位于右季肋区和腹上区,小部分位于左季肋区。与肝毗邻的结构包括:①肝上方:借膈与胸膜腔、右肺、心包和心相邻。②肝下方:左叶与胃底、小网膜上部和食管腹部相邻;方叶与幽门、十二指肠上部和小网膜下部相邻,横结肠有时位于十二指肠与方叶之间;在胆囊右侧,肝下面的前部与结肠右曲相接,中部近肝门处邻接十二指肠上曲,后部邻接右肾上腺和右肾。

（2）分叶与分段:目前国际上多采用 Couinaud 肝段划分法,肝可分为五叶和八段,即尾状叶（段Ⅰ）、左外叶（段Ⅱ和段Ⅲ）、左内叶（段Ⅳ）、右前叶（段Ⅴ和段Ⅷ）和右后叶（段Ⅵ和段Ⅶ）（表4-1）。每一肝段都有一肝动脉、肝门静脉和胆管的主分支供应。

表4-1 Couinaud 肝段划分法

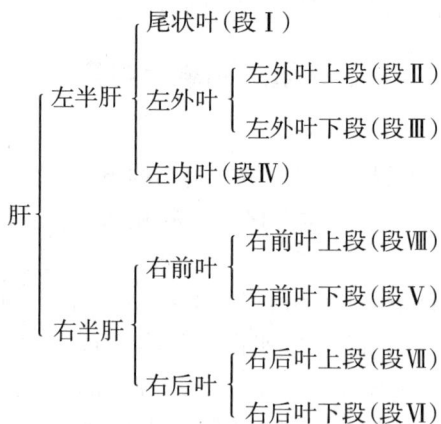

肝	左半肝	尾状叶（段Ⅰ）	
		左外叶	左外叶上段（段Ⅱ）
			左外叶下段（段Ⅲ）
		左内叶（段Ⅳ）	
	右半肝	右前叶	右前叶上段（段Ⅷ）
			右前叶下段（段Ⅴ）
		右后叶	右后叶上段（段Ⅶ）
			右后叶下段（段Ⅵ）

（3）肝叶和肝段划分法:①正中裂:又称 Cantlie 平面,将肝分为左、右两半,裂隙内有肝中静脉经过;②右叶间裂:是右半肝分为肝右前叶和右后叶的标志,内有肝右静脉经过;③左叶间裂:又称脐裂,其在膈面为镰状韧带,在脏面为左纵沟,是左半肝分为左外叶和左内叶的标志,裂内有肝左静脉的分支左叶间静脉和肝门静脉左支的矢状部;④左段间裂:是左外叶分为左外叶上段和左外叶下段的标志,裂内有肝左静脉经过;⑤右段间裂:是右前叶分为右前叶上段和右前叶下段、右后叶分为右后叶上段和右后叶下段的标志,此裂在肝脏面相当于肝门右端与肝右缘中点的连线,转到膈面向左至正中裂;⑥背裂:位于尾状叶前方,上至第二肝门,下至第一肝门,其投影为下腔静脉右侧缘至静脉韧带裂的弧线,将尾状叶与左内叶和右前叶分开。

（4）肝内管道：包括肝门静脉、肝动脉、肝管和肝静脉。肝门静脉、肝动脉、肝管以及包绕在它们周围的纤维囊统称为 Glisson 系统。Glisson 系统走行于肝段内，肝静脉走行于肝段间。

1）肝门静脉：在横沟处肝门静脉分为左、右两支。肝门静脉左支分为横部、角部、矢状部、囊部 4 部。

肝门静脉左支发出左外叶上段支至段Ⅱ，发出左外叶下段支至段Ⅲ，发出左内叶支至段Ⅳ。

肝门静脉右支分为右前叶支和右后叶支。右前叶支发出右前叶上段支至段Ⅷ，发出右前叶下段支至段Ⅴ；右后叶支发出右后叶上段支至段Ⅶ，发出右后叶下段支至段Ⅵ。尾状叶接受肝门静脉左支和右支的分布。

2）肝动脉：是肝固有动脉入肝前的分支，左支称为肝左动脉，右支称为肝右动脉，入肝后肝动脉的分支与肝门静脉的分支伴行、同名。

3）肝管：起自肝内毛细胆管，其分支与肝门静脉、肝动脉分支伴行和同名。

4）肝静脉：肝内的血液从肝窦开始，经肝静脉注入下腔静脉。肝静脉系统包括肝左静脉、肝中静脉和肝右静脉 3 条大静脉，以及来自肝右后下叶、尾状叶等的多条肝短静脉。

2. 胰及肝外胆道

（1）胰：为腹后壁的一个狭长腺体，平对第 1~2 腰椎椎体，横置于腹上区和左季肋区，分为头、颈、体、尾四部分。胰头位于第 2 腰椎椎体的右前方，被十二指肠包绕。胰头的下部有一向左后上方的钩突。在胰头后方有肝门静脉起始部、肠系膜上动静脉以及胆总管，胰头肿大时，可造成压迫，产生一系列症状。胰管从胰尾经胰体走向胰头，开口于十二指肠大乳头。在胰头上部常可见一小管，行于胰管上方，称副胰管，开口于十二指肠小乳头，主要引流胰头前上部的胰液。

（2）肝外胆道：包括胆囊和输胆管道。

1）胆囊：位于肝右叶下面的胆囊窝内。分为底、体、颈、管。胆囊颈和胆囊管内有螺旋状黏膜皱襞突入腔内，称螺旋襞，可控制胆汁的流入和流出，结石易嵌顿于此。

2）输胆管道：由肝左管、肝右管、肝总管、胆囊管和胆总管组成。胆总管与胰管汇合，形成一略膨大的共同管道称肝胰壶腹，开口于十二指肠大乳头。在肝胰壶腹周围有肝胰壶腹括约肌包绕，在胆总管末段及胰管末段周围亦有少量平滑肌包绕，以上三部分括约肌统称为奥迪括约肌（Oddi 括约肌）。Oddi 括约肌平时保持收缩状态，肝分泌的胆汁经肝左管、肝右管、肝总管、胆囊管进入胆囊内贮存。

3. 肾、肾上腺及脾

（1）肾

1）形态、位置和毗邻：肾为实质性器官，似蚕豆形，左右各一。肾可分上、下两端，前、后两面和内侧、外侧两缘。内侧缘中部凹陷称肾门，有肾血管、肾盂、淋巴管和神经等出入。从肾门向肾内延伸的腔隙称为肾窦，内含肾血管、肾小盏、肾大盏、肾盂和脂肪组织等。出入肾门的结构被结缔组织包绕形成的结构称为肾蒂。肾蒂内结构的排列关系：由前向后依次为肾静脉、肾动脉、肾盂；自上而下依次为肾动脉、肾静脉和肾盂。因下腔静脉偏中线右侧，故右侧肾蒂比左侧短。

肾位于腹膜后间隙内、脊柱两侧，贴靠腹后壁，左、右肾上端靠近，下端分离，呈"八"字形。因受肝的影响，右肾低于左肾，右肾上端平第 12 胸椎上缘，下端平第 3 腰椎上缘；左肾上端平第 11 胸椎下缘，下端平第 2~3 腰椎椎间盘之间。左、右肾上端和后面的毗邻器官相同：上端与肾上腺相邻;后面上 1/3 与膈相邻,下 2/3 与腰大肌、腰方肌和腹横肌相邻。左、右肾前面的毗邻器官不同:左肾与胃底、胰尾、空肠和结肠左曲相邻,右肾与肝右叶、结肠右曲和十二指肠降部相邻。

2)结构:肾实质可分为肾皮质和肾髓质两部分。肾皮质位于浅层,血管丰富,伸入肾锥体之间的部分称肾柱。肾髓质位于深部,由 15~20 个肾锥体构成,肾锥体的底朝向皮质,尖端圆钝,朝向肾窦,称肾乳头。2~3 个肾锥体合并成一个肾乳头,肾乳头顶端有乳头孔,肾形成的尿液经乳头孔流入肾小盏内。肾小盏呈漏斗状,有 7~8 个,包绕肾乳头。2~3 个肾小盏合成 1 个肾大盏,2~3 个肾大盏汇合形成肾盂。肾盂呈前后扁平的漏斗状,出肾门后向下弯曲变细,移行为输尿管。

3)肾段:根据肾动脉的主要分支所分布的范围,将肾实质分为若干区段。每个肾一般分为五段:上段、上前段、下前段、下段、后段。肾段对肾疾病的诊断定位和部分切除有重要的临床意义。

(2)肾上腺:位于肾上端的内上方,左肾上腺呈半月形,右肾上腺呈三角形。左、右肾上腺的毗邻不同:右肾上腺的前面为肝,前面的外上部与肝的裸区相邻,内侧缘紧邻下腔静脉;左肾上腺前面的上部借网膜囊与胃相邻,下部与胰尾和脾血管相邻,内侧缘接近腹主动脉。左、右肾上腺的后面均为膈,两侧肾上腺之间为腹腔神经丛。

(3)脾:是人体内最大的淋巴器官,位于左季肋区、胃底与膈之间、第 9~11 肋深面。其长轴与第 10 肋一致,前端可达腋中线,正常情况下在肋弓下不应触及。脾的位置可因呼吸及体位的不同而发生变化。脾可分为膈、脏两面,前、后两端,上、下两缘。膈面光滑隆凸,朝向外上,与膈相贴;脏面凹陷,中央有呈裂隙状的脾门,是脾静脉和神经出入之处。脾前端较宽阔,朝向前外下方;后端钝圆,朝向后内上方。脾上缘锐利,有 2~3 个深陷的脾切迹,是触诊辨认脾的特征性标志;下缘较钝,朝向后下方。

4. 腹膜 为覆盖于腹、盆腔壁内和腹、盆腔脏器表面的一层薄而光滑的浆膜。覆盖于腹、盆腔脏器表面的部分称为脏腹膜,衬于腹、盆腔壁内面的腹膜称为壁腹膜。腹膜腔为脏腹膜与壁腹膜共同围成的潜在性腔隙。男性腹膜腔为一封闭的腔隙;女性腹膜腔则借输卵管腹腔口,经输卵管、子宫、阴道与外界相通。

(1)腹膜形成的结构:①网膜,包括小网膜、大网膜、网膜囊和网膜孔;②系膜,包括肠系膜、横结肠系膜、乙状结肠系膜和阑尾系膜;③韧带,包括肝的韧带、脾的韧带、胃的韧带和十二指肠悬韧带;④腹膜的隐窝和陷凹等。

(2)腹膜腔分区和间隙:腹膜腔以横结肠及其系膜为界,可分为结肠上区和结肠下区。

结肠上区位于横结肠及其系膜与膈之间,又以肝为界分为肝上间隙和肝下间隙。肝上间隙借镰状韧带分为左肝上间隙和右肝上间隙。左三角韧带和左冠状韧带将左肝上间隙分为左肝上前、后间隙,右冠状韧带前、后层分开,后层附于肝右后缘。右肝上间隙只存在右肝上前间隙,右冠状韧带两层间的肝裸区与膈之间称膈下腹膜外间隙,此间隙主要位于右肝的后方。肝下间隙也借镰状韧带和肝圆韧带分为左肝下间隙和右肝下间隙,左肝下间隙再借小网膜分为左肝下前、后间隙。

结肠下区以升结肠、降结肠和肠系膜根部为界划分为 4 个间隙:右结肠旁沟、左结肠旁沟、右肠系膜窦和左肠系膜窦。

5. 腹膜后间隙及门腔间隙

(1)腹膜后间隙:是位于腹后壁的壁腹膜和腹横筋膜之间的区域,上起自膈,下达骶骨岬,两侧连于腹膜下筋膜。腹膜后间隙以肾筋膜为界可分为 3 个间隙:肾前间隙、肾周间隙和肾后间隙。

1)肾前间隙:位于壁腹膜与肾前筋膜之间,内有十二指肠、胰、升结肠、降结肠、肠系膜血管、淋巴结及脂肪组织。

2)肾周间隙:位于肾前筋膜与肾后筋膜之间,内有肾、肾上腺、肾血管、肾盂、输尿管和肾脂肪囊等。肾前筋膜在肾前方向内侧经腹主动脉、下腔静脉的前面与对侧肾前筋膜相移行,肾后筋膜与覆盖腰方肌和腰大肌的筋膜融合,在下腔静脉和腹主动脉前方两侧肾周间隙可以相通。肾前、后筋膜在肾上腺上方融合续于膈下筋膜;在肾外侧融合形成侧锥筋膜;向外侧经升、降结肠后方附着于结肠旁沟的腹膜;在肾下方,肾前、后筋膜互不融合,肾前筋膜消失于腹膜外筋膜中,肾后筋膜向下至髂嵴与髂筋膜融合,故肾周间隙向下与直肠后间隙相通。

3)肾后间隙:位于肾后筋膜、侧锥筋膜与腹内筋膜之间,内无任何器官,仅有脂肪组织、血管和淋巴结等,其外侧与腹膜外筋膜连续,向下与盆壁上的腹膜后脂肪和膀胱周围的脂肪连续。

(2)门腔间隙:位于肝门静脉与下腔静脉之间的空隙,其上界为肝门静脉分叉处,下界为肝门静脉起始部。门腔间隙内有许多解剖结构,自上而下依次为肝尾状突、网膜孔、门腔淋巴结、门腔血管、肝外胆管和胰钩突等,结构多且常变异,影像学诊断中易误诊。

(三)腹部影像表现特点

1. X线表现特点

(1)正常腹部 X 线平片表现:肝表现为一密度均匀、稍呈三角形的稍高密度影。脾脏显示为一略呈新月形的软组织密度影,边缘光整,一般脾脏下段显示较清楚。肾脏因脂肪组织衬托通常显示清楚。胰腺、肾上腺、输尿管在平片上难以显示。

(2)正常消化道造影表现

1)食管钡餐检查正常表现:正常情况下,食管的左前缘有三个正常的压迹,一般在右前斜位明显。依次是:①主动脉弓压迹;②左主支气管压迹;③左心房压迹。原发性蠕动为推进食物的主要动力。继发性蠕动常始于主动脉弓水平。第三收缩波常见于主动脉弓以下,表现为食管下段边缘呈波浪状或锯齿状。位于膈上 4~5cm 的一段食管,在蠕动波达到时,其管腔常暂时性、局限性扩大,吸气时出现,呼气时消失,称为食管膈壶腹。

2)胃钡餐检查正常表现:胃部 X 线解剖通常分为胃底、胃体、胃窦三个部分。胃与食管连接处称贲门;连接胃与十二指肠的长约 5mm 的管状结构称幽门;胃的右上侧缘为胃小弯,左下侧缘称胃大弯。

胃的形态一般分为四种类型:①牛角型;②长钩型,又称无力型;③钩型;④瀑布型。

胃的双对比造影能显示黏膜皱襞的微小结构(胃小沟和胃小区),其形态改变对早期胃癌的诊断有帮助。

3)十二指肠钡餐检查正常表现:十二指肠通常全程呈 C 形,上连胃幽门,下与空肠连接,通常分为球部、降部、水平部和升部。球部呈边缘整齐的三角形,黏膜皱襞多为纵行。位于球部与降部间的一段十二指肠称为球后部。

4)空肠和回肠钡餐检查正常表现:空肠多位于左中上腹,而回肠多位于右下腹和盆腔。空肠管径比回肠稍大。空肠黏膜皱襞高凸而密集,常表现为羽毛状。回肠黏膜皱襞较少且较浅。

5）结直肠钡灌肠造影正常表现：充盈相时当钡剂进入肠腔内，大肠呈粗大管状，边缘光滑，直肠以上的肠管，尤其是盲肠、升结肠及横结肠可出现结肠袋。无名沟和无名小区为结肠早期病变的诊断基础。

（3）静脉肾盂造影或排泄性尿路造影：静脉快速注入对比剂 1~2 分钟后摄片，正常肾实质显影（肾实质期）；15~30 分钟后摄片，肾盏和肾盂显影最浓。当静脉注入对比剂 30 分钟后，肾盏、肾盂显影满意，双侧输尿管即显影。输尿管通常分为腹部、盆部和壁内部。正常输尿管具有 3 个生理性狭窄区，即与肾盂连接处、越过骨盆缘处和膀胱入口处。充盈满意的膀胱呈圆形、类圆形或横置的椭圆形，边缘光滑，密度多均匀一致。

2. CT 表现特点

（1）肝、胆、胰腺、脾脏正常 CT 表现

1）肝：CT 平扫正常肝实质呈均一的软组织密度影，密度高于同层面的脾脏及胰腺。增强后动脉期肝实质强化不明显；门静脉期肝实质明显强化；平衡期肝实质仍然明显强化，肝内静脉密度高于肝实质。

2）胆囊：胆囊的大小、形态和位置变异很大，一般位于肝左、右叶间的胆囊窝内，壁菲薄，厚 1~2mm。正常的肝内胆管分支在 CT 上难以显示。

3）胰腺：表现为呈长条形的软组织密度影，边缘通常呈锯齿状，分为头、颈、体、尾四部分，胰头向左下延伸的部分称为钩突。增强后胰腺实质明显均匀强化。

4）脾脏：位于左上腹，密度稍低于肝密度。增强后动脉期脾脏不均匀明显强化，称为"花斑脾"。门静脉期和实质期，脾脏密度渐趋于均匀一致。

（2）肾上腺、肾脏及输尿管正常 CT 表现：肾上腺在 CT 上呈斜线状、倒 V 形、倒 Y 形或三角形。CT 平扫肾实质密度均匀，不能分辨皮、髓质。增强检查皮质期，皮、髓质分界清楚；实质期，皮、髓质强化程度相似或髓质密度稍高于皮质；排泄期，肾盂、肾盏因对比剂排入而呈高密度。输尿管多呈小类圆形或点状软组织密度影。

（3）胃肠道正常 CT 表现：胃扩张良好时胃壁正常厚度通常不超过 5mm。增强检查时，胃壁常分为三层结构：中间层为低密度，相当于黏膜下层；内层与外层为高密度，内层相当于黏膜层，外层相当于肌层和浆膜层。

CT 图像能很好地显示小肠和结肠的肠壁、肠腔、壁外系膜以及邻近器官。阑尾表现为盲肠周围的条状软组织影，有时可见内含空气。

3. MRI 表现特点

（1）肝、胆、胰腺、脾脏正常 MRI 表现

1）肝：在 T_1WI 上正常肝实质呈灰白信号，高于脾脏和肌肉；在 T_2WI 上呈低到中等信号，比脾脏信号低。增强后，肝强化程度的变化与 CT 相似。

2）胆囊：因胆汁含水量很高，一般在 T_2WI 上胆囊和胆管内胆汁呈明显高信号，在 T_1WI 上一般呈低信号。肝内胆管在正常的肝 MRI 图像上不能显示。肝外胆管在 T_2WI 上表现为点状高信号。

3）胰腺：胰腺组织内富含蛋白质和糖原，因此在 T_1WI 上胰腺呈现较高信号。胰腺周围富含的脂肪组织呈高信号，可以衬托出胰腺的轮廓。T_1WI 上，病灶与胰腺的对比优于 T_2WI，T_1WI 是发现胰腺病变的最重要序列。

4）脾脏：脾脏在 T_1WI 上信号均匀，脾脏内的血窦比肝更为丰富，因此比肝信号略低，在 T_2WI 上则高于肝。

（2）MRCP 正常表现:MRCP 的成像基础是胆管和胰管内的液体处于静止状态,T_2 弛豫时间很长,在 T_2WI 上,这些结构呈明显高信号,肝实质及周围软组织呈低信号,血管由于流空呈低信号或无信号,从而显示胆管和胰管系统的全貌。与传统的经皮穿刺肝胆道成像（PTC）或经内镜逆行胆胰管成像（ERCP）相比,MRCP 具有无创和多方位观察等优点。

（3）肾正常 MRI 表现:在 T_1WI 上,肾皮、髓质含水量不同,导致皮质信号强度略高于髓质,外围稍高信号的肾皮质与肝实质信号强度相仿,与低信号的肾髓质不难鉴别。在 T_2WI 上,肾皮、髓质均呈相似的高信号,通常难以区分。正常肾盏难以显示,肾盂、肾盏内尿液的信号类似于游离水的信号,在 T_1WI 上呈低信号,在 T_2WI 上呈高信号。

4. 腹部血管影像解剖

（1）动脉影像解剖:腹主动脉的分支包括脏支和壁支,脏支远比壁支粗大,容易在 CT 和 MRI 上显示。

1）腹腔干:是比较粗而短的动脉干,分为胃左动脉、肝总动脉和脾动脉三大分支。

2）肠系膜上动脉:在腹腔干下方,其主要分支向左发出 13~18 条空肠动脉和回肠动脉;向右发出回结肠动脉、右结肠动脉、中结肠动脉和胰十二指肠下动脉。

3）肠系膜下动脉:主要分支有左结肠动脉、乙状结肠动脉、直肠上动脉。

4）肾动脉:位于肠系膜上动脉开口的下方,一般右肾动脉的开口较左侧略高。肾动脉一级分支以前后 2 支型最多见。

（2）静脉影像解剖

1）肝门静脉:多由肠系膜上静脉和脾静脉在胰颈后面汇合而成后上行至肝门,分为左、右两支,分别进入肝左叶和肝右叶。肝门静脉的属支包括肠系膜上静脉、脾静脉、肠系膜下静脉、胃左静脉、胃右静脉、胆囊静脉和附脐静脉等,多与同名动脉伴行。较细的静脉分支仅在扩张的情况下(如肝硬化门静脉高压等)才能在 CT、MRI 上清楚显示。

2）下腔静脉:是人体最大的静脉,由左、右髂总静脉在约第 5 腰椎水平汇合而成。下腔静脉沿脊柱的右前方上行,经肝的腔静脉沟、穿膈的腔静脉孔,开口于右心房。下腔静脉的属支有髂总静脉、右睾丸静脉、肾静脉、右肾上腺静脉、肝静脉、膈下静脉和腰静脉,其中大部分属支与同名动脉伴行。

三、习 题

（一）名词解释

1. 肝门(第一肝门)
2. 肝裸区
3. Glisson 系统
4. 肝静脉系统
5. 肝段
6. 肝蒂
7. 肝胰壶腹
8. 第二肝门
9. 第三肝门
10. 肾门
11. 肾蒂

12. 肾柱

13. 肾锥体

14. 肾段

15. 肾窦

16. 脾门

17. 腹膜腔

18. 腹膜后间隙

19. 肾前间隙

20. 肾周间隙

21. 肾后间隙

22. 门腔间隙

23. 瀑布型胃

24. 食管膈壶腹

25. 十二指肠球后部

26. 花斑脾

27. 磁共振胰胆管成像

(二) 填空题

1. 髂嵴最高点与_____棘突或第3、4腰椎棘突之间在同一平面,常用于计数椎骨棘突,也是_____的标志平面,经两侧髂前上棘的水平面称为_____,此平面经_____和骶骨岬或其下方。

2. 结节间平面为经两侧_____的水平面,此平面平第_____腰椎椎体近上缘处,也是_____静脉汇合点和_____静脉起始部的标志。

3. 成人平躺时,脐位于第_____腰椎之间的椎间盘水平。

4. 通过左、右肋弓最低点的水平面称为_____平面。此平面常有_____、_____、_____和_____通过。

5. 肝蒂内主要结构在肝门处的排列为:_____在前,_____居中,_____居后。在网膜孔处,肝蒂内主要结构的排列为:_____位于右前方,_____位于左前方,_____位于两者间的后方。

6. 肝前缘有两个切迹,左侧者为_____或_____,内有_____通过,右侧者为_____切迹,_____位于此处。

7. 肝借脏面 H 形沟可分为_____、_____、_____和_____。

8. 肝静脉系统包括_____、_____、_____3 条大的肝静脉和来自_____、_____等的多条小的肝短静脉。

9. 肝内血管包括_____、_____和_____。

10. 根据行程,肝门静脉左支在肝内可分为_____、_____、_____和_____4 部,其中,_____部位于横沟内。

11. 胰是人体的第二大腺体,分为_____、_____、_____和_____4 部。

12. 肝外胆道包括_____、_____、_____、_____、_____。

13. 胆囊可分为_____、_____、_____和_____4 部。

14. 肾蒂内的主要结构从前向后依次为_____、_____、_____；自上而下依次为_____、_____、_____。

15. 肾窦内含_____、_____、_____、_____和_____。

16. 左肾上端平_____,下端平_____;右肾由于受_____的影响,位置较低,其上端平_____,下端平_____。

17. 肾冠状切面上,肾实质可分为_____和_____两部分。

18. 肾后面上 1/3 借膈与_____相邻,下 2/3 与_____、_____、_____相邻。

19. 肾段分为_____、_____、_____和_____。

20. 左肾上腺呈_____形,右肾上腺呈_____形。

21. 脾为扁椭圆形的实质性器官,可分为_____、_____两端,_____、_____两缘及_____和_____两面。

22. 脾位于_____区,与第_____肋相对,其长轴与_____一致,脾大时临床触诊的标志是_____。

23. 腹膜为全身面积最大、配布最复杂的浆膜,衬于腹、盆腔壁内面的腹膜称为_____,覆盖于腹、盆腔脏器表面的部分称为_____。

24. 男性腹膜腔为一封闭的潜在腔隙;女性则借_____经_____、_____、_____与外界相通。

25. 肝与膈之间的间隙称为_____,借镰状韧带又可以分为_____和_____。

26. 腹膜后间隙以肾筋膜为界可分为_____、_____和_____ 3 个间隙。

27. 门腔间隙是位于_____与_____之间的空隙,上界为_____,下界为_____。

28. 食管钡餐的 3 个正常的压迹是_____、_____、_____。

29. 结肠早期病变的钡灌肠诊断基础是_____、_____。

30. 正常输尿管具有 3 个生理性狭窄区,即_____、_____和_____。

31. 胰腺正常 CT 表现为呈长条形的软组织密度影,边缘通常呈锯齿状,分为胰头、_____、_____、_____四部分。胰腺头部膨大,包绕在十二指肠圈内,胰头向左下延伸的部分称为_____。

32. 图 4-1 所标示的结构为:①_____;②_____;③_____。

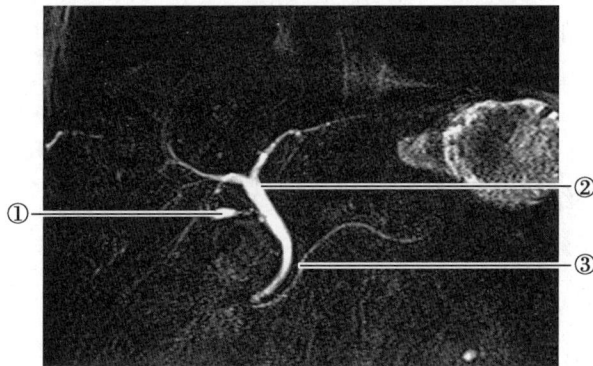

图 4-1　第 32 题

33. 图 4-2 所标示的结构为:①_____;②_____;③_____。

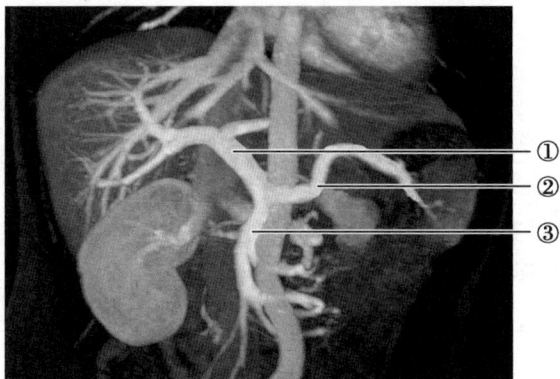

图 4-2　第 33 题

34. 腹部平片上,骨骼、钙化呈明显_____密度,气体则呈明显_____密度。

35. 增强 CT 检查时,胃壁常分为三层结构,中间层为_____密度,相当于黏膜下层,内层与外层为高密度,内层相当于_____层,外层相当于_____和_____层。

36. 腹腔干三大分支为_____、_____和_____。

(三) 单项选择题

【A₁ 型题】

1. 位于左季肋区的腹腔脏器结构是
   A. 胆囊
   B. 尾状叶
   C. 方叶
   D. 胰头
   E. 脾

2. 位于右腹股沟区的器官结构是
   A. 右肾
   B. 阑尾
   C. 小网膜
   D. 胰头
   E. 尾状叶

3. 肝门平面以上可以见到的腹腔脏器结构是
   A. 胰头
   B. 胆囊
   C. 十二指肠
   D. 网膜孔
   E. 脾

4. 位于肝左纵沟内的结构是
   A. 肝圆韧带
   B. 下腔静脉
   C. 冠状韧带
   D. 镰状韧带
   E. 胆囊

5. 出入第一肝门的结构**不包括**
   A. 肝短静脉
   B. 肝右管
   C. 肝左管
   D. 肝左动脉
   E. 肝的神经

6. 出入第二肝门的结构是
   A. 肝门静脉右支
   B. 肝门静脉左支
   C. 肝右静脉
   D. 来自尾状叶的肝短静脉

E. 收集肝右后叶脏面的肝短静脉

7. 出入第三肝门的静脉是
   A. 肝右静脉　　　　　　　　　　B. 肝中静脉
   C. 肝左静脉　　　　　　　　　　D. 肝的淋巴管
   E. 肝短静脉

8. 关于肝分叶和分段的描述,**错误**的是
   A. 镰状韧带可以作为左内叶和左外叶的划分标记
   B. 左纵沟可以作为左内叶和左外叶的划分标记
   C. 肝门静脉左支的矢状部可以作为左内叶和左外叶的划分标记
   D. 肝右静脉是肝分为左、右叶的标志
   E. 肝中静脉将肝分为左、右半肝

9. 肝右叶的肝段**不包括**
   A. 段Ⅳ　　　　　　　　　　B. 段Ⅴ
   C. 段Ⅵ　　　　　　　　　　D. 段Ⅶ
   E. 段Ⅷ

10. 肝左外叶的肝段包括
   A. 段Ⅱ　　　　　　　　　　B. 段Ⅳ
   C. 段Ⅵ　　　　　　　　　　D. 段Ⅶ
   E. 段Ⅷ

11. 归属于尾状叶的肝段是
   A. 段Ⅰ　　　　　　　　　　B. 段Ⅱ
   C. 段Ⅲ　　　　　　　　　　D. 段Ⅳ
   E. 段Ⅴ

12. 关于胰的描述,正确的是
   A. 是人体内最大的腺体　　　　B. 胰头在胃底后方
   C. 胰体上缘有脾静脉　　　　　D. 胰尾在脾的后方
   E. 横卧于腹后壁,约平第1~2腰椎

13. 关于胰头的描述,**错误**的是
   A. 位于第2腰椎右侧　　　　　B. 上方、下方、右侧被十二指肠包绕
   C. 后方有肝门静脉通过　　　　D. 钩突突向左后下方
   E. 右前方与十二指肠降部之间有胆总管

14. 胰的分部**不包括**
   A. 胰头　　　　　　　　　　B. 胰体
   C. 胰颈　　　　　　　　　　D. 胰尾
   E. 钩突

15. 关于肝外胆道的描述,**错误**的是
   A. 肝左、右管汇合成肝总管
   B. 在肝门处,肝左、右管在肝固有动脉分支的前方
   C. 在网膜孔处,胆总管位于肝固有动脉的左侧
   D. 胆总管末端与胰管汇合成肝胰壶腹

E. 开口于十二指肠大乳头

16. 关于胆总管的描述,正确的是

    A. 由肝左、右管汇合而成   B. 位于肝门静脉后方

    C. 位于肝胃韧带内   D. 位于十二指肠降部的前面

    E. 与胰管汇合,共同开口于十二指肠大乳头

17. 胆囊的位置是

    A. 肝脏面左纵沟前部   B. 肝脏面左纵沟后部

    C. 肝裸区内   D. 肝脏面右纵沟前部

    E. 肝脏面右纵沟后部

18. 阻塞后**不引起**黄疸症状的肝外胆道是

    A. 肝左管   B. 肝总管

    C. 胆总管   D. 胆囊管

    E. 肝胰壶腹

19. 汇合形成胆总管的是

    A. 肝右管与肝左管   B. 胆囊颈与肝总管

    C. 胆囊管与肝总管   D. 肝总管与胰管

    E. 肝右管与肝总管

20. 肾窦内的结构**不包括**

    A. 肾小盏   B. 肾大盏

    C. 肾盂   D. 肾柱

    E. 脂肪组织

21. 肾蒂内的主要结构从前向后依次为

    A. 肾动脉、肾静脉、肾盂   B. 肾静脉、肾动脉、肾盂

    C. 肾静脉、肾盂、肾动脉   D. 肾动脉、肾盂、肾静脉

    E. 肾盂、肾动脉、肾静脉

22. 肾皮质形成的结构是

    A. 肾柱   B. 肾锥体

    C. 肾乳头   D. 肾盂

    E. 乳头孔

23. 关于肾的位置,描述正确的是

    A. 右肾高于左肾   B. 右肾上端平第 11 胸椎上缘

    C. 左肾上端平第 11 胸椎上缘   D. 肾门平第 1 腰椎

    E. 左肾下端平第 2 腰椎上缘

24. 关于肾上腺,描述正确的是

    A. 附于肾的内侧   B. 左肾上腺内侧缘紧邻下腔静脉

    C. 右肾上腺呈半月形   D. 右肾上腺前外上部紧邻肝裸区

    E. 右肾上腺内侧缘接近腹主动脉

25. 关于脾,描述**错误的**是

    A. 位于腹上区   B. 分为膈、脏两面

    C. 与胃底相毗邻   D. 与左肾、左肾上腺相毗邻

E. 与结肠左曲相毗邻

26. 关于网膜孔,描述正确的是
    A. 下界为十二指肠上部
    B. 在网膜囊左侧
    C. 上界为肝的方叶
    D. 后界为腹膜覆盖的右肾
    E. 位于肝胃韧带后方

27. 腹膜形成的结构**不包括**
    A. 乙状结肠
    B. 小网膜
    C. 大网膜
    D. 肠系膜
    E. 阑尾系膜

28. 门腔间隙内的结构**不包括**
    A. 肝尾状突
    B. 网膜孔
    C. 网膜囊
    D. 门腔淋巴结
    E. 胰钩突

29. 肾周间隙内的结构是
    A. 胰
    B. 肾上腺
    C. 十二指肠
    D. 升结肠
    E. 降结肠

30. 腹膜后间隙内的主要结构**不包括**
    A. 肾
    B. 肾上腺
    C. 胰
    D. 输尿管
    E. 阑尾

31. 在横断面 CT 图像上,胰颈前方的血管是
    A. 腹主动脉和下腔静脉
    B. 腹腔干和肝门静脉
    C. 肠系膜上静脉和肠系膜上动脉
    D. 肾动脉和右肾静脉
    E. 脾动脉和脾静脉

32. 正常成年人腹部平片常可见到
    A. 结肠充气扩张
    B. 小肠内气 - 液平面
    C. 腹腔内积气
    D. 大、小肠均扩张
    E. 胃底可形成气 - 液平面

33. 关于小肠,描述**不正确**的是
    A. 小肠的运动是推进性运动,空肠比回肠蠕动活跃、明显
    B. CT 能较好地显示肠壁和肠外结构
    C. 空肠黏膜皱襞高凸而密集,常表现为羽毛状
    D. 回肠黏膜皱襞较少且较浅
    E. 回肠管壁较空肠厚

34. 腹部平片能显示肾轮廓,与此相关的是
    A. 尿
    B. 空气
    C. 脂肪
    D. 肌肉
    E. 血液

35. 在胰腺水平的横断面 MRI 图像中,肠系膜上动、静脉常位于

A. 胰体后下缘   B. 胰头、体交界的前方

C. 钩突右侧   D. 钩突后方

E. 钩突前方

36. 关于肝正常 MRI 表现,描述**不正确**的是

     A. 正常肝实质在 T_1WI 上为均匀等信号,比脾脏信号稍高

     B. 在 T_2WI 上信号明显低于脾脏

     C. 肝内胆管在正常的肝 MRI 图像上不能显示

     D. 肝门静脉在 T_1WI、T_2WI 上可为低信号

     E. 增强后肝内胆管及肝血管均出现对比增强

37. 下列描述中**错误**的是

     A. 胆汁的信号在 T_1WI 上因化学成分不同而发生改变

     B. 在 T_1WI 上肾皮质和髓质均呈相似的低信号,通常难以区分

     C. 脾脏动脉期强化不均匀,呈点状、血窦状,又称"花斑脾"

     D. 肾排泄期,肾盂、肾盏内因对比剂排泄呈高信号

     E. 与其他多数脏器不同,T_1WI 是发现胰腺病变最重要的序列

38. 腹部平片**不能**显示的器官是

A. 肝脏   B. 脾脏

C. 胰腺   D. 肾脏

E. 腰大肌

39. 关于胃钡餐造影,描述**错误**的是

     A. 胃部 X 线解剖分为胃底、胃体、胃窦三部分

     B. 胃与食管连接处为贲门

     C. 连接胃与十二指肠的管状结构称为幽门管,一般长约 10mm

     D. 胃的右上侧缘为胃小弯,左缘称胃大弯

     E. 胃窦为胃角至幽门的区域

40. 关于结直肠钡灌肠造影,描述**错误**的是

     A. 结直肠钡灌肠常规在透视下观察

     B. 结肠和直肠可出现结肠袋

     C. 盲肠、升结肠及横结肠黏膜皱襞以横行和斜行为主

     D. 降结肠黏膜皱襞以纵行为主

     E. 钡剂灌肠有充盈相、黏膜相

【B 型题】

(41~42 题共用备选答案)

A. 肾盂   B. 肾静脉

C. 肾动脉   D. 肾乳头

E. 肾柱

41. 开口于肾小盏的是

42. 肾蒂中位于最前方的结构是

(43~45 题共用备选答案)

A. 肝尾状叶   B. 肝方叶

C. 十二指肠上部   D. 肝十二指肠韧带

E. 覆盖在下腔静脉表面的腹膜

43. 网膜孔的上界是

44. 网膜孔的下界是

45. 网膜孔的后界是

(46~48 题共用备选答案)

A. 肝门静脉左支   B. 肝门静脉右支

C. 尾状叶的静脉   D. 肝中静脉

E. 肝右后叶的静脉

46. 出入第二肝门的血管是

47. 左、右半肝的划分标志是

48. 右前叶上、下段的划分标志是

(49~50 题共用备选答案)

A. 骨骼   B. 空气   C. 脂肪

D. 肌肉   E. 水

49. X 线平片能清楚显示腰大肌的外缘,衬托其的组织是

50. X 线平片上,与水密度相似的组织是

(51~52 题共用备选答案)

A. 牛角型胃   B. 长钩型胃

C. 钩型胃   D. 瀑布型胃

E. 蜗牛胃

51. 矮胖的人常见

52. 高瘦或瘦弱的人常见

(53~55 题共用备选答案)

A. 不强化   B. 轻度强化

C. 明显均匀强化   D. 明显不均匀强化

E. 轻度均匀强化

53. CT 增强后动脉期肝实质强化程度为

54. CT 增强后动脉期脾脏强化程度为

55. CT 增强后动脉期胰腺强化程度为

(56~57 题共用备选答案)

A. CT 平扫   B. CT 增强皮质期

C. CT 增强实质期   D. CT 增强排泄期

E. CT 增强静脉期

56. 肾实质皮、髓质分界最清楚的是

57. 输尿管内呈高密度的是

(58~59 题共用备选答案)

A. 段Ⅱ   B. 段Ⅲ

C. 段Ⅳ   D. 段Ⅶ

E. 段Ⅷ

58. 图 4-3 中的 A 是

59. 图 4-3 中的 B 是

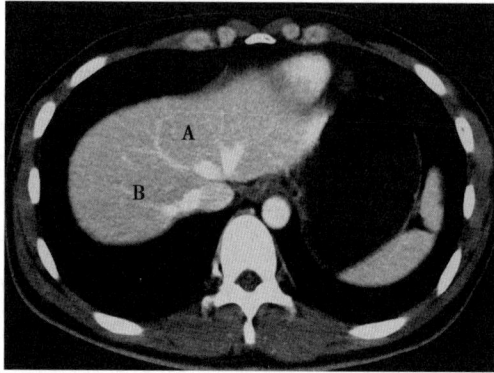

图 4-3　第 58~59 题

（60~62 题共用备选答案）

  A. 高信号   B. 低信号

  C. 等信号   D. 无信号

  E. 等信号或无信号

60. T_2WI 上, 胆囊内胆汁的信号为

61. T_1WI 上, 胆囊内胆汁的信号通常为

62. T_1WI 上, 浓缩的胆汁因胆固醇和胆盐浓聚呈

(四) 简答题

1. 腹腔内主要的器官和结构有哪些? 简述它们的配布特点。

2. 根据 Couinaud 肝段划分法, 肝分为哪些肝段?

3. 简述肝的毗邻。

4. 简述胰的位置、分部及功能。

5. 简述肝外胆道系统的组成。

6. 简述胆总管的合成及行程。

7. 简述胆汁的产生及其排出途径。

8. 肾冠状切面可看见什么结构?

9. 简述肾的毗邻。

10. 简述网膜孔的境界。

11. 简述门腔间隙的位置及意义。

12. 简述腹膜后间隙的肾筋膜分区法及其内的主要结构。

13. 简述静脉肾盂造影的过程及正常表现。

14. 简述肝脏的 CT 和 MRI 解剖表现特点。

15. 简述肾脏的 CT 解剖表现特点。

四、参 考 答 案

(一) 名词解释

1. 肝门(第一肝门): 为肝脏面 H 形沟中, 介于方叶和尾状叶之间的横沟, 有肝左、右管, 肝门静脉左、右支,肝固有动脉左、右支,淋巴管及神经等出入。

2. 肝裸区:肝大部分后缘没有腹膜覆盖,称为"裸区",后方与右肾上腺相邻。

3. Glisson 系统:又称血管周围纤维囊,是肝纤维膜在肝门处包绕肝门静脉、肝动脉和肝管形成的结缔组织鞘,并向肝实质内延伸。

4. 肝静脉系统:其引流来自肝实质的血液进入下腔静脉,包括肝右静脉、肝中静脉、肝左静脉 3 条大的肝静脉和收集右后叶脏面和尾状叶的肝短静脉。

5. 肝段:肝的基本结构与功能单位,国际上多采用 Couinaud 肝段划分法,即将肝分为左、右半肝,进而再将其分为五叶和八段。

6. 肝蒂:出入肝门的结构及其包被的结缔组织称为肝蒂。

7. 肝胰壶腹:由胆总管与胰管汇合形成,开口于十二指肠大乳头。

8. 第二肝门:位于腔静脉沟上部,有肝左、中、右静脉汇入下腔静脉。

9. 第三肝门:位于腔静脉沟下部,有右后叶的肝右后下静脉和尾状叶的肝短静脉汇入下腔静脉。

10. 肾门:肾内侧缘中部凹陷,称为肾门,有肾动脉、肾静脉、肾盂、神经和淋巴管出入。

11. 肾蒂:出入肾门的结构及包裹的结缔组织称为肾蒂。肾蒂内结构自前向后为肾静脉、肾动脉和肾盂;自上而下为肾动脉、肾静脉和肾盂。

12. 肾柱:伸入肾锥体之间的肾皮质称肾柱。

13. 肾锥体:肾髓质中有 15~20 个呈圆锥形的肾组织,其底朝向皮质,尖朝向肾窦,内有许多颜色较深的放射状条纹。

14. 肾段:肾段动脉在肾内呈节段性分布,每支肾段动脉分布到一定区域的肾实质,称为肾段,每个肾有 5 个肾段,即上段、上前段、下前段、下段和后段。

15. 肾窦:从肾门向肾内延伸的腔隙称为肾窦,外周由肾实质包绕,内含肾血管、肾小盏、肾大盏、肾盂和脂肪组织等。

16. 脾门:脾脏面凹陷,其中央处为脾门,有血管、神经和淋巴管出入。

17. 腹膜腔:壁腹膜与脏腹膜围成潜在间隙,内有少许滑液,男性腹膜腔密闭,女性腹膜腔通过输卵管、子宫和阴道与外界相通。

18. 腹膜后间隙:是位于腹后壁的壁腹膜和腹横筋膜之间的区域,上起自膈,下达骶骨岬,两侧连于腹膜下筋膜。腹膜后间隙以肾筋膜为界可分为 3 个间隙:肾前间隙、肾周间隙和肾后间隙。

19. 肾前间隙:位于壁腹膜与肾前筋膜之间,内有十二指肠、胰、升结肠、降结肠、肠系膜血管、淋巴结及脂肪组织。

20. 肾周间隙:位于肾前筋膜与肾后筋膜之间,内有肾、肾上腺、肾血管、肾盂、输尿管和肾脂肪囊等。

21. 肾后间隙:位于肾后筋膜、侧锥筋膜与腹内筋膜之间,仅有脂肪组织、血管和淋巴结等,其外侧与腹膜外筋膜连续,向下与盆壁上的腹膜后脂肪和膀胱周围的脂肪连续。

22. 门腔间隙:是肝门静脉与下腔静脉之间的空隙。其上界为肝门静脉分叉处,下界为肝门静脉起始部,内有许多解剖结构,自上而下依次为肝尾状突、网膜孔、门腔淋巴结、门腔血管、肝外胆管和胰钩突等,结构多且常变异。

23. 瀑布型胃:X 线钡餐造影示胃底宽大并倾向后下方,胃体较细,张力高,立位时钡餐先进入后倾的胃底,充满后再溢向胃体,形如瀑布。

24. 食管膈壶腹:食管吞钡检查时,在膈上 4~5cm 的一段食管,在蠕动波到达时其管腔常暂时性、局限性扩大,呈椭圆形或圆形,黏膜边缘光滑,称为食管膈壶腹,属于正常的生理现象。

25. 十二指肠球后部:是位于球部与降部间的一段十二指肠,可长至 4~5cm,也可短到几乎不存在。

26. 花斑脾:脾脏在动脉期表现为不均匀明显强化,称为"花斑脾",为正常表现。

27. 磁共振胰胆管成像:是一种特殊的 MR 成像技术,能够在不使用对比剂的情况下对体内静态或缓慢流动的液体进行成像,可显示胆管和胰管系统的全貌。

(二) 填空题

1. 第 4 腰椎　腹主动脉分叉　棘间平面　腰骶椎间盘

2. 髂结节　5　左、右髂总　下腔

3. 3、4

4. 肋下　第 3 腰椎椎体　左肾下端　肠系膜下动脉起点　十二指肠水平部

5. 肝左、右管　肝固有动脉左、右支　肝门静脉左、右支　胆总管　肝固有动脉　肝门静脉

6. 肝圆韧带切迹　脐切迹　肝圆韧带　胆囊　胆囊底

7. 左叶　右叶　方叶　尾状叶

8. 肝右静脉　肝中静脉　肝左静脉　肝右后下叶　尾状叶

9. 肝门静脉　肝固有动脉　肝静脉

10. 横部　角部　矢状部　囊部　横

11. 胰头　胰颈　胰体　胰尾

12. 肝左管　肝右管　肝总管　胆囊管　胆总管　胆囊

13. 胆囊底　胆囊体　胆囊颈　胆囊管

14. 肾静脉　肾动脉　肾盂　肾动脉　肾静脉　肾盂

15. 肾小盏　肾大盏　肾盂　肾动脉分支　肾静脉属支　脂肪组织

16. 第 11 胸椎下缘　第 2~3 腰椎椎间盘之间　肝　第 12 胸椎上缘　第 3 腰椎上缘

17. 肾皮质　肾髓质

18. 肋膈隐窝　腰大肌　腰方肌　腹横肌

19. 上段　上前段　下前段　下段　后段

20. 半月　三角

21. 前　后　上　下　脏面　膈面

22. 左季肋　9~11　第 10 肋　脾切迹

23. 壁腹膜　脏腹膜

24. 输卵管腹腔口　输卵管　子宫　阴道

25. 肝上间隙　左肝上间隙　右肝上间隙

26. 肾前间隙　肾周间隙　肾后间隙

27. 肝门静脉　下腔静脉　肝门静脉分叉处　肝门静脉起始部

28. 主动脉弓压迹　左主支气管压迹　左心房压迹

29. 无名沟　无名小区

30. 与肾盂连接处 越过骨盆缘处 膀胱入口处

31. 颈 体 尾 钩突

32. 胆囊 肝总管 胰管

33. 肝门静脉主干 脾静脉 肠系膜上静脉

34. 高 低

35. 低 黏膜 肌 浆膜

36. 胃左动脉 肝总动脉 脾动脉

（三）单项选择题

【A₁型题】

1. E　2. B　3. E　4. A　5. A　6. C　7. E　8. D　9. A　10. A

11. A　12. E　13. C　14. E　15. C　16. E　17. D　18. D　19. C　20. D

21. B　22. A　23. D　24. D　25. A　26. A　27. A　28. C　29. B　30. E

31. C　32. E　33. E　34. C　35. B　36. E　37. B　38. D　39. C　40. B

【B型题】

41. D　42. B　43. A　44. C　45. E　46. D　47. D　48. B　49. C　50. D

51. A　52. B　53. B　54. D　55. C　56. B　57. D　58. C　59. E　60. A

61. B　62. A

（四）简答题

1. 腹腔内主要的器官和结构有哪些？简述它们的配布特点。

答：腹腔内主要的器官和结构有食管腹部、胃、小肠（十二指肠、空肠、回肠）、大肠（盲肠、阑尾和结肠）、肝、胆、脾、胰和腹膜形成的结构（如网膜、系膜、韧带、沟、窦、间隙等）。

结肠上区的器官结构较为复杂，肝门平面以上的腹腔器官由右至左为肝、胃、脾；肝门平面以下，器官结构逐渐增多，胆囊、左肾、胰体和网膜孔等在此平面首次出现。除胃的位置（受充盈状态影响）不恒定外，其余结肠上区的器官的位置较为恒定。

结肠下区的器官结构中，小肠位于腹腔中部，其中空肠位于左上腹，回肠位于右下腹，大肠位于小肠周围，其中阑尾、盲肠、升结肠位于小肠右侧，横结肠位于小肠上方，降结肠位于小肠的左侧，乙状结肠位于小肠的左下方，横结肠和乙状结肠由系膜固定，位置变化较大。

2. 根据 Couinaud 肝段划分法，肝分为哪些肝段？

答：根据 Couinaud 肝段划分法，肝可分为五叶八段，见下表。

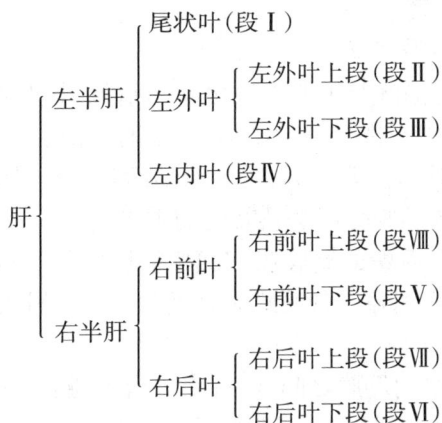

			尾状叶（段Ⅰ）
肝	左半肝	左外叶	左外叶上段（段Ⅱ）
			左外叶下段（段Ⅲ）
		左内叶（段Ⅳ）	
	右半肝	右前叶	右前叶上段（段Ⅷ）
			右前叶下段（段Ⅴ）
		右后叶	右后叶上段（段Ⅶ）
			右后叶下段（段Ⅵ）

3. 简述肝的毗邻。

答：肝上方借膈与胸膜腔、右肺、心包和心等相邻。肝左叶的下面与胃底和小网膜上部相邻，后上部邻接食管腹部；方叶靠近幽门、十二指肠上部和小网膜下部，横结肠有时位于十二指肠与方叶之间。胆囊右侧，肝下面的前部与结肠右曲相接，中部近肝门处邻接十二指肠上曲，后部邻接右肾上腺和右肾。

4. 简述胰的位置、分部及功能。

答：胰位于腹后壁，分为胰头、胰颈、胰体、胰尾四部。其中胰头位于第 2 腰椎椎体的右前方，被十二指肠包绕；胰体横越第 1 腰椎椎体前方；胰尾行向左上方至左季肋区，触及脾门。胰具有内分泌和外分泌功能，其中内分泌部分泌的胰岛素可以调节血糖的浓度，外分泌部分泌的胰液具有促进消化的功能。

5. 简述肝外胆道系统的组成。

答：肝外胆道系统由胆囊和输胆管道组成，输胆管道又由肝左管、肝右管、肝总管、胆囊管、胆总管和肝胰壶腹组成。

6. 简述胆总管的合成及行程。

答：胆总管由肝总管和胆囊管汇合而成，在肝十二指肠韧带内下行于肝固有动脉的右侧、肝门静脉的前方，向下经十二指肠上部的后方，降至胰头后方，再转向十二指肠降部中份，在十二指肠后内侧壁与胰管汇合，形成肝胰壶腹，开口于十二指肠大乳头。

7. 简述胆汁的产生及其排出途径。

答：胆汁由肝细胞产生后，经肝左管、肝右管输送到肝总管、胆囊管，进入胆囊内贮存。进食后，尤其是进食高脂肪食物后，在神经体液的调节下，胆囊收缩，肝胰壶腹括约肌舒张，使胆汁自胆囊经胆囊管、胆总管、肝胰壶腹、十二指肠大乳头排入十二指肠腔内。

8. 肾冠状切面可看见什么结构？

答：肾冠状切面可看见肾皮质、肾柱、肾锥体、肾乳头、肾小盏、肾大盏、肾盂、脂肪组织等。

9. 简述肾的毗邻。

答：肾前面：左肾与胃、胰、空肠、脾和结肠左曲相邻；右肾与十二指肠、肝右叶和结肠右曲相邻。肾后面：上 1/3 借膈与肋膈隐窝相邻，下 2/3 与腰大肌、腰方肌和腹横筋膜相邻。两肾上端与肾上腺相邻。

10. 简述网膜孔的境界。

答：网膜孔又称 Winslow 孔，上界为肝尾状叶，下界为十二指肠上部，前界为肝十二指肠韧带，后界为覆盖下腔静脉的腹膜。

11. 简述门腔间隙的位置及意义。

答：门腔间隙是位于肝门静脉与下腔静脉之间的空隙，其上界为肝门静脉分叉处，下界为肝门静脉起始部。门腔间隙内有许多解剖结构，自上而下依次为肝尾状突、网膜孔、门腔淋巴结、门腔血管和胰钩突等，结构多且常变异，是影像学诊断中易误诊处。

12. 简述腹膜后间隙的肾筋膜分区法及其内的主要结构。

答：腹膜后间隙是位于腹后壁的壁腹膜和腹横筋膜之间的区域，上起自膈，下达骶骨岬，两侧连于腹膜下筋膜。腹膜后间隙以肾筋膜为界可分为 3 个间隙：肾前间隙、肾周间隙和肾后间隙。

肾前间隙位于壁腹膜与肾前筋膜之间，内有十二指肠、胰、升结肠、降结肠、肠系膜血管、淋巴结及脂肪组织。肾周间隙位于肾前筋膜与肾后筋膜之间，内有肾、肾上腺、肾血管、肾盂、输尿管和肾脂肪囊等。肾后间隙位于肾后筋膜、侧锥筋膜与腹内筋膜之间,仅有脂肪组织、血管和淋巴结等,其外侧与腹膜外筋膜连续,向下与盆壁上的腹膜后脂肪和膀胱周围的脂肪连续。

13. 简述静脉肾盂造影的过程及正常表现。

答:静脉快速注入对比剂 1~2 分钟后摄片,正常肾实质显影,密度均匀,称为肾实质期。15~30 分钟后摄片,肾盏和肾盂显影最浓,肾盏分为肾小盏和肾大盏,肾小盏又分为体部和穹窿部,穹窿部因肾锥体乳头突入而凹陷呈"杯口状",体部与肾大盏连接。肾大盏为一边缘光整的长管状结构,顶端或尖部与一个或多个肾小盏相连,峡部或颈部为长管状的部分,基底部与肾盂连接。肾盂多呈边缘光整的喇叭状,上连肾大盏,下接输尿管,大部分位于肾窦内,当静脉注入对比剂 30 分钟后,肾盏、肾盂显影满意,去除腹部压迫带,双侧输尿管即显影。正常输尿管具有 3 个生理性狭窄区,即与肾盂连接处、越过骨盆缘处和膀胱入口处。膀胱大小和形态主要取决于充盈程度,通常充盈满意的膀胱呈圆形、类圆形或横置的椭圆形,边缘光滑,密度多均匀一致,位于耻骨联合上方。

14. 简述肝脏的 CT 和 MRI 解剖表现特点。

答:CT 解剖表现特点:肝实质 CT 平扫呈均一的软组织密度影,CT 值为 40~70HU,密度高于同层面的脾及胰,肝内血管为类圆形或管状低密度影。增强后动脉期肝实质密度强化不明显,肝动脉呈明显高密度影;门静脉期肝实质明显强化,肝门静脉呈明显高密度影。

MRI 解剖表现特点:正常肝含丰富的蛋白质,自由水含量较少,因而 T_1 值较短,在 T_1WI 上正常肝实质呈灰白信号,高于脾和肌肉;在 T_2WI 上呈低到中等信号,比脾信号低。肝增强后,强化程度的变化与 CT 相似。

15. 简述肾脏的 CT 解剖表现特点。

答:CT 平扫肾表现为软组织密度影,肾窦呈脂肪密度影,肾盂呈水样低密度影,肾实质密度均匀,CT 平扫不易分辨皮、髓质。增强检查时,肾因扫描时间不同而表现不同:皮质期,肾血管和肾皮质明显强化,肾髓质强化不明显而呈相对低密度,皮、髓质分界清楚;实质期,皮、髓质强化程度相似或髓质密度稍高于皮质,皮、髓质分界欠清;排泄期,肾实质强化程度减低,而肾盂、肾盏因对比剂排入呈高密度。

(韦　力　饶圣祥　蔡金华)

第五章　盆部与会阴

一、学习目标

1. 掌握　盆部与会阴的境界和分区;盆部结构的配布特点;盆部及盆膈的构成;膀胱的分部,膀胱三角的概念;前列腺的解剖分区;子宫、输卵管的分部及位置关系;直肠的位置及毗邻;前列腺、精囊、子宫、子宫颈、卵巢的 MRI 表现。

2. 熟悉　盆部与会阴的标志性结构及其意义;盆筋膜分部及盆筋膜间隙;输尿管盆部与壁内部的位置及毗邻;阴道、直肠的位置关系;会阴的解剖;尿道造影和子宫、输卵管造影的 X 线表现;前列腺、精囊、子宫、卵巢的 CT 表现;盆腔动脉的主要分支。

3. 了解　输精管盆部、射精管及精囊的位置和形态结构;子宫输卵管造影、尿道造影的检查方法。

二、重点和难点内容

（一）盆部与会阴解剖

1. 标志性结构

（1）耻骨联合上缘:经此处的横断面是显示精囊的最佳层面。

（2）坐骨结节:为坐骨体与坐骨支移行处的后部的粗糙隆起,是坐骨最低部。

（3）尾骨:位于肛门的后方正中线上,稍有活动性。

2. 盆部与会阴结构的配布特点　盆壁以骨盆为基础,由肌、筋膜、血管和神经等软组织构成;盆底由盆底肌及其筋膜形成盆膈而封闭骨盆下口。盆壁、盆底围成盆腔,容纳消化、泌尿器官的下段和内生殖器等。盆腔器官自前向后排成前、中、后 3 层。男性前层为膀胱、前列腺和尿道;中层为输精管壶腹和精囊;后层为直肠和肛管。女性前层为膀胱、尿道;中层为子宫、阴道、输卵管和卵巢;后层为直肠和肛管。此外,还有沿盆壁下降的输尿管。

会阴为盆膈以下封闭骨盆出口的所有软组织。会阴的肌、筋膜形成板层样结构,其间有会阴浅隙、会阴深隙和泌尿器官、生殖器官、消化管末端开口的括约装置。

3. 盆壁及盆膈　盆壁以骨盆为支架,辅以盆壁肌、盆膈及其筋膜。

（1）骨盆:由两侧的髋骨及后方的骶骨、尾骨借骨连结构成,借界线分为大骨盆和小骨盆。

（2）盆筋膜:分为盆壁筋膜、盆膈筋膜和盆脏筋膜 3 部。

1）盆壁筋膜:覆盖于骨盆腔前、后及两侧壁的盆面,上与腹内筋膜相延续。从耻骨联合后面至坐骨棘之间的筋膜显著增厚,形成肛提肌腱弓。盆壁筋膜覆盖于闭孔内肌和梨状肌盆面,分别称闭孔筋膜和梨状筋膜;覆盖于骶骨前面称骶前筋膜（又称 Waldeyer 筋膜）。

2）盆膈筋膜:分为盆膈上筋膜和盆膈下筋膜。盆膈上筋膜为盆壁筋膜向下延续,覆盖于肛提肌与尾骨肌上面,并向盆内器官周围移行为盆脏筋膜。盆膈下筋膜覆盖于肛提肌与尾骨肌下面的盆膈筋膜,为臀筋膜向会阴的直接延续。

3）盆脏筋膜：是盆腔腹膜之外、盆膈之上和盆壁筋膜之间的结缔组织膜，包裹在盆腔内各器官及血管、神经的表面，有些形成器官的鞘，如前列腺鞘等；有些则增厚形成韧带，如耻骨前列腺韧带、子宫主韧带、子宫骶韧带等，这些韧带起维持脏器正常位置的作用。

女性盆脏筋膜在直肠与阴道之间形成直肠阴道隔，在阴道与膀胱和尿道之间形成膀胱（尿道）阴道隔。男性盆脏筋膜在直肠与膀胱、前列腺、精囊及输精管壶腹之间形成直肠膀胱隔。

（3）盆筋膜间隙：有耻骨后间隙和直肠系膜。

1）耻骨后间隙：也称膀胱前隙，位于耻骨盆面与膀胱之间，内含疏松结缔组织和静脉丛等。

2）直肠系膜：是指直肠周围包裹的大量疏松结缔组织和脂肪，内有直肠上动脉及分支、直肠上静脉及属支和沿直肠上动脉走行的淋巴管及淋巴结。

直肠系膜上达直肠与乙状结肠交界处，下达盆膈上表面，以直肠后方最多，两侧次之，前方最少，在 MRI 上呈含有脂肪的信封状物。包裹于直肠系膜外的一层无血管、呈网眼状的组织为直肠固有筋膜，属于直肠的脏筋膜，又称为直肠系膜筋膜，其向上与乙状结肠浆膜下的结缔组织相延续，向下与盆膈表面的盆壁筋膜相延续。

直肠系膜及其筋膜被疏松结缔组织包绕，并借其与骨盆的侧壁和后壁分隔。直肠系膜筋膜在直肠前方与直肠膀胱隔或直肠阴道隔相延续，在直肠后方与骶前筋膜相邻，直肠两侧的直肠系膜筋膜外表面有下腹下丛（盆丛）。发自下腹下丛的内脏神经和直肠中血管横行穿过直肠系膜筋膜、直肠系膜到达直肠，它们被筋膜包裹并一起被称为直肠侧韧带。

4. 盆腔内器官

（1）膀胱：位于耻骨联合及耻骨支的后方。膀胱空虚时位于骨盆腔内，充盈时则上升至耻骨联合上缘以上。婴儿的膀胱位于腹腔内，儿童的膀胱空虚时也达耻骨联合上缘以上。膀胱可分为膀胱尖、膀胱体、膀胱底和膀胱颈 4 部。膀胱底内面有一三角形区称膀胱三角。无论膀胱盈虚，此区都很平滑。此三角的两侧角为左、右输尿管口，下角为尿道内口。两输尿管口之间有横行的黏膜皱襞，称输尿管间襞，为寻找输尿管口的标志。膀胱三角为结核和肿瘤的好发部位。

（2）输尿管盆部与壁内部：左、右输尿管腹部在骨盆上口处分别越过左髂总动脉末段和右髂外动脉起始部的前面进入盆腔，与输尿管盆部相延续。女性输尿管盆部位于卵巢的后下方，在经子宫阔韧带基底部行至子宫颈外侧约 2cm 处时，有子宫动脉从前上方跨过。输尿管行至膀胱底外上角处，向内下斜穿膀胱壁，开口于膀胱三角的输尿管口。

（3）前列腺：上部宽大为前列腺底，与膀胱颈邻接；下端尖细，为前列腺尖，尖与底之间为前列腺体，体后面平坦，正中有一纵行浅沟，称为前列腺沟。前列腺分区法包括传统的前列腺分区法、内腺和外腺分区法及带区解剖分区法。

（4）输精管盆部、射精管及精囊：输精管盆部自腹股沟管深环处接腹股沟部，至膀胱底，在精囊上端平面以下膨大为输精管壶腹，其末端逐渐变细，与精囊的排泄管以锐角的形式汇合成射精管，射精管开口于尿道的前列腺部。精囊为一对长椭圆形的囊状腺体，位于前列腺底的后上方、输精管壶腹的外侧，前贴膀胱，后邻直肠。

（5）子宫：子宫有前面、后面及两侧缘，可分为底、体、峡、颈 4 部。子宫前面与膀胱上面相邻。子宫颈阴道上部的前面与膀胱底相邻。子宫后面为直肠子宫陷凹，子宫颈和阴道穹后部隔此陷凹与直肠相邻。子宫两侧有输卵管、子宫阔韧带和卵巢固有韧带。子宫颈外侧，在阴道穹侧部上方有子宫主韧带。子宫阔韧带基部内有子宫血管。

（6）子宫附件：包括子宫外后方的卵巢及输卵管，临床上的子宫附件炎主要指输卵管炎和卵巢炎。

（7）阴道：阴道上端环绕子宫颈，下端开口于阴道前庭。子宫颈与阴道壁之间形成的环形腔隙称阴道穹。阴道穹后部较深，与直肠子宫陷凹紧邻。腹膜腔内有脓液积存时，可经此部进行穿刺或切开引流。

（8）直肠：位于盆腔后部、骶骨和尾骨前方。在第 3 骶椎平面接乙状结肠，向下穿盆膈延续为肛管，全长约 12cm。

5. 会阴　会阴位于两侧股部上端之间，截石位时则呈菱形，其境界与骨盆下口（骨盆出口）基本一致。在两侧坐骨结节之间做一连线，可将菱形的会阴分成尿生殖区和肛区。

（二）盆部与会阴影像表现特点

1. X 线表现特点

（1）男性尿道：经尿道外口向尿道内注入碘对比剂显示尿道各段结构，或者经尿道外口插管向膀胱内注入碘对比剂，站立倾斜角度排泄时，显示尿道各段呈管状形态。男性尿道分为前列腺部、膜部和海绵体部。

（2）子宫输卵管碘油造影：注入碘对比剂后子宫呈倒三角形，上方两角为子宫角，通向输卵管，双侧输卵管向外并稍向下走行，呈迂曲柔软的线条状影。

输卵管在子宫壁的部分为间质部；双侧输卵管近子宫的一段细而直，为峡部；输卵管远端粗大，为壶腹部；壶腹部末端呈漏斗状扩大，为漏斗部；漏斗部远端指状突起称输卵管伞端。

2. CT 表现特点

（1）前列腺：前列腺呈圆形或椭圆形的均匀软组织密度影，边缘光整，周围有脂肪组织对比，能够清楚显示，增强扫描呈中等强化，但是 CT 检查不能分辨前列腺各解剖带，也不能识别前列腺被膜。

（2）精囊：精囊位于前列腺后方，呈八字形软组织密度影，边缘常呈小分叶状。两侧精囊前缘与膀胱后壁之间各有一尖端向内的锐角形脂肪性低密度影，称为膀胱精囊三角。增强扫描精囊无强化，壁呈轻中度强化。

（3）子宫：横断面子宫呈梭形或椭圆形软组织密度影，边缘光滑，密度均匀，增强扫描子宫肌层呈明显强化，中心低密度为子宫腔。

子宫颈于子宫体下方层面显示，呈圆形软组织密度影，宫旁软组织为低密度的脂肪组织。

（4）卵巢：卵巢呈软组织密度影，卵泡成熟期由于卵巢内有滤泡形成，密度可不均匀，增强扫描强化不明显。

3. MRI 表现特点

（1）前列腺：前列腺于 T_1WI 上呈圆形或椭圆形的均匀低信号影，能清楚显示前列腺的轮廓，不能识别各解剖带。在 T_2WI 上前列腺各解剖带呈不同的信号强度，前列腺移行带呈低信号。前列腺分为中央叶和周围叶，中央叶呈低信号，周围叶呈高信号；前列腺包膜呈环形线状低信号。前列腺在矢状断面和冠状断面上呈三角形。中央叶在冠状断面上显示较清楚。横断面显示前列腺的周围叶及移行带、前列腺与尿道膜部的解剖关系最佳，冠状断面显示中央叶及周围叶的解剖关系最佳，矢状断面显示前列腺与精囊、直肠、膀胱底部的解剖关系最佳。增强扫描前列腺呈轻到中度强化。

（2）精囊：精囊位于前列腺后上方，呈对称性卵圆形。精囊 T_1WI 平扫呈均匀低信号，T_2WI 呈高信号；增强扫描精囊无明显强化。

（3）子宫：子宫在矢状断面和冠状断面显示最佳。在T_1WI上子宫体呈均匀低信号，周围为高信号的脂肪组织，子宫内膜为稍低信号强度。在T_2WI矢状断面子宫内膜呈高信号；中间薄的低信号带称联合带或结合带，为子宫肌内层；周围呈中等信号，代表子宫肌外层。

子宫颈自内向外有4层信号，即高信号的子宫颈管内黏液、中等信号的子宫颈黏膜皱襞、低信号的子宫颈纤维基质和中等信号的子宫颈肌层，子宫颈在T_2WI矢状断面显示最佳。

（4）卵巢：卵巢在T_1WI呈均匀稍低信号，与盆腔肠管影不易区分，与周围脂肪组织可以区分；在T_2WI纤维基质呈稍低信号影，卵泡呈高信号。增强扫描卵巢无明显强化。

（三）盆部与会阴影像解剖

1. 前列腺横断面　该层面前列腺呈栗子形或倒锥形，为中央叶和周围叶。前列腺中心为尿道，前部为耻骨，后方为直肠，上方为膀胱及精囊，下方为肛提肌。

2. 精囊横断面　该层面位于前列腺上方、膀胱后方，呈对称性卵圆形影，长约6cm，与膀胱后壁间有脂肪组织间隔，形成膀胱精囊三角，约30°。

3. 子宫横断面　该层面子宫体位于盆腔中央，呈梭形或椭圆形，其内可见子宫腔。子宫前方为膀胱，后方为直肠，直肠和子宫之间以直肠子宫陷凹相隔。子宫两侧为输尿管断面，输尿管前方可见髂外动脉及静脉、股神经，其外侧有髂腰肌。

4. 卵巢横断面　该层面双侧卵巢位于盆腔中央偏外侧，呈扁卵圆形，卵巢靠外侧从前向后依次为髂外动脉、髂外静脉、输尿管、髂内动脉、髂内静脉；髂骨翼外侧有臀大肌、臀中肌、臀小肌；骶骨与两侧的髂骨构成骶髂关节。

（四）盆部与会阴血管影像解剖

腹主动脉于第4腰椎椎体水平分成两大终末支——左、右髂总动脉。它们下行至骶髂关节处分为髂内、外动脉。

髂外动脉是髂总动脉的延续，至腹股沟以下为股动脉。髂外动脉分支还有腹壁下动脉和旋髂深动脉。

髂内动脉是盆腔动脉的主干，髂内动脉分为脏支和壁支。髂内动脉脏支沿盆腔侧壁下行，包括：①子宫动脉：该动脉发出阴道支、输卵管支和卵巢支动脉；②阴部内动脉：在臀下动脉前方下行，发出肛动脉、会阴动脉、阴茎背动脉（男）或阴蒂背动脉（女）；③膀胱下动脉：在男性该动脉分布于膀胱底、精囊腺、前列腺等，在女性该动脉分布于膀胱底、阴道及子宫颈部。

髂内动脉壁支分为闭孔动脉、臀上动脉、臀下动脉、髂腰动脉和骶外侧动脉。

三、习　　题

（一）名词解释

1. 会阴
2. 盆膈
3. 耻骨后间隙
4. 直肠系膜
5. 直肠系膜筋膜
6. 直肠膀胱隔
7. 直肠阴道隔
8. Waldeyer 筋膜
9. 膀胱三角

10. 阴道穹

11. 坐骨肛门窝

12. 阴部管

13. 尿生殖膈

14. 子宫输卵管造影术

15. 膀胱造影术

(二) 填空题

1. 盆筋膜分为_____、_____和_____3 部。

2. 盆脏筋膜在直肠与阴道之间形成_____;在直肠与膀胱、前列腺、精囊及输精管壶腹之间形成_____;在阴道与膀胱和尿道之间形成_____。

3. Lowsley 依据前列腺胚胎学的研究,将前列腺分为五叶,即_____、_____、_____和_____;其中_____叶又称为前列腺峡。

4. 图 5-1 所标示的结构为:①_____;②_____;③_____;④_____;⑤_____;⑥_____;⑦_____;⑧_____。

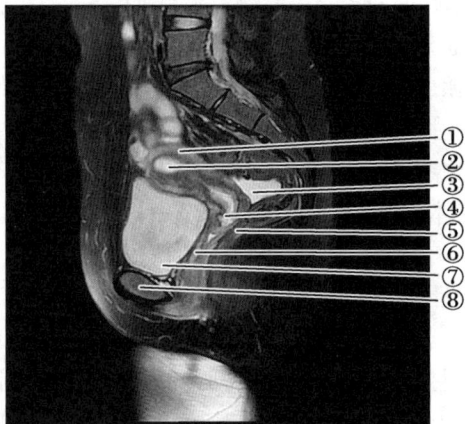

图 5-1　第 4 题

5. 图 5-2 所标示的结构为:①_____;②_____;③_____;④_____;⑤_____。

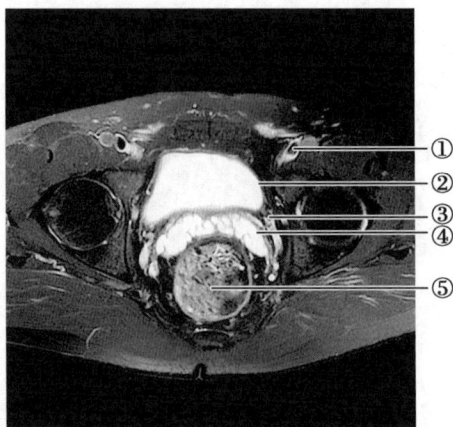

图 5-2　第 5 题

6. 盆部由_____、_____及_____组成。

7. 经耻骨联合上缘的横断面是显示_____的最佳层面。

8. 盆腔器官自前向后排成前、中、后3层。男性前层为_____、_____和_____;中层为_____和_____;后层为_____和_____。女性前层为_____和_____;中层为_____、_____、_____和_____;后层为_____和_____。

9. 男性尿道分为_____、_____和_____3部。

10. 前列腺上部宽大为_____,下端尖细,为_____,尖与底之间为_____,体的后面平坦,正中有一纵行浅沟,称为_____。

11. 前列腺的带区解剖分区法将前列腺分为_____、_____、_____和_____。

12. 子宫附件包括_____和_____。

(三) 单项选择题

【A₁型题】

1. 关于盆膈的描述,**错误**的是
    A. 盆膈内含有肛提肌和尾骨肌
    B. 封闭肛门三角和部分尿生殖三角
    C. 与尿生殖膈有重叠
    D. 参与构成坐骨肛门窝的底
    E. 盆膈上、下为盆膈上、下筋膜

2. 关于会阴的描述,**错误**的是
    A. 前为耻骨联合下缘 　　　　　　　　B. 后为尾骨尖
    C. 前外侧为耻骨下支及坐骨支 　　　　D. 后外侧为骶结节韧带
    E. 左、右坐骨棘间的连线将会阴分为尿生殖区和肛区

3. 显示精囊的最佳层面是
    A. 耻骨联合上缘横断面 　　　　　　　B. 耻骨联合中份横断面
    C. 耻骨联合下缘横断面 　　　　　　　D. 两侧髂前上棘连线横断面
    E. 两侧髂后上棘连线横断面

4. 女性盆腔器官的排列中,位于中层的器官**不包括**
    A. 尿道 　　　　　　　B. 子宫 　　　　　　　C. 阴道
    D. 输卵管 　　　　　　E. 卵巢

5. 女性盆腔器官的排列中,位于后层的器官是
    A. 尿道 　　　　　　　B. 子宫 　　　　　　　C. 阴道
    D. 膀胱 　　　　　　　E. 直肠

6. 女性盆腔器官的排列中,位于前层的器官是
    A. 尿道 　　　　　　　B. 子宫 　　　　　　　C. 阴道
    D. 卵巢 　　　　　　　E. 直肠

7. 男性盆腔器官的排列中,位于前层的器官是
    A. 输精管壶腹 　　　　B. 精囊 　　　　　　　C. 直肠
    D. 肛管 　　　　　　　E. 前列腺

8. 男性盆腔器官的排列中,位于后层的器官是
    A. 输精管壶腹 　　　　B. 精囊 　　　　　　　C. 直肠

D. 膀胱   E. 前列腺

9. 骨盆界线**不包括**
    A. 骶骨岬   B. 弓状线
    C. 耻骨弓   D. 耻骨梳
    E. 耻骨联合上缘

10. 关于直肠系膜的描述,**不正确**的是
    A. 属于直肠的脏筋膜   B. 为包裹直肠的疏松结缔组织和脂肪
    C. 以直肠后方最多   D. 利于直肠的扩张
    E. 内含直肠上动脉及分支

11. 关于直肠系膜筋膜的描述,**不正确**的是
    A. 属于直肠的脏筋膜
    B. 不含血管和淋巴管
    C. 包裹直肠中血管及伴行的内脏神经,形成直肠侧韧带
    D. 与盆膈表面的盆壁筋膜相延续
    E. 内含直肠上动脉及分支

12. 关于膀胱三角的描述,正确的是
    A. 位于膀胱体后部   B. 该处构造无特殊
    C. 该处有纵向的黏膜皱襞   D. 其尖为尿道内口
    E. 颜色略显苍白

13. 关于女性膀胱的描述,正确的是
    A. 前方与尿生殖膈相邻   B. 后方与直肠相邻
    C. 子宫匍匐伏于其上方   D. 下方与卵巢相邻
    E. 无腹膜覆盖

14. 关于男性尿道的描述,**错误**的是
    A. 具有排尿和射精功能   B. 分为前列腺部、膜部和海绵体部
    C. 有耻骨前弯和耻骨下弯   D. 前列腺部是男性尿道狭窄处
    E. 尿道膜部是男性尿道狭窄处

15. 男性尿道膜部断裂时,尿液可渗入
    A. 直肠后间隙   B. 会阴浅隙
    C. 会阴深隙   D. 耻骨后间隙
    E. 腹壁浅筋膜深面

16. 关于坐骨肛门窝的描述,**错误**的是
    A. 位于盆膈外下方,肛管的两侧   B. 左、右侧相通
    C. 呈底朝下的锥形   D. 窝内的脂肪组织血供较差
    E. 仅局限于肛区

17. 有关阴部管的描述,**错误**的是
    A. 由闭孔内肌筋膜构成   B. 位于坐骨肛门窝的外侧壁上
    C. 位于闭孔外肌表面   D. 内有阴部神经通过
    E. 内有阴部内血管通过

18. 膀胱肿瘤的好发部位是

A. 膀胱尖   B. 膀胱体

C. 膀胱颈   D. 膀胱三角

E. 输尿管口

19. 关于女性输尿管盆部的描述,**不正确**的是

A. 位于盆侧壁的腹膜下

B. 行经髂内血管、腰骶干和骶髂关节前方

C. 在坐骨棘平面,转向前内穿入膀胱底的外上角

D. 在子宫颈外侧约 2cm 处,有子宫动脉从前下方经过

E. 位于卵巢的后下方

20. 关于前列腺的描述,**不正确**的是

A. 上部宽大为前列腺底   B. 前列腺底与膀胱颈邻接

C. 下端尖细为前列腺尖   D. 尖与底之间为前列腺体

E. 前列腺体的前面有前列腺沟

21. 关于前列腺内腺和外腺分区法的描述,**不正确**的是

A. 内腺又称为尿道周围腺

B. 外腺称为固有前列腺

C. 两腺之间有一层纤维组织将二者分开

D. 内腺对雌性激素敏感,是良性前列腺增生的好发部位

E. 外腺对雄性激素敏感,是前列腺癌的好发部位

22. 前列腺的带区解剖分区法中相当于内腺的是

A. 前区   B. 中央区

C. 周缘区   D. 前纤维肌肉基质区

E. 前区和中央区

23. 关于前列腺带区解剖分区法的描述,**不正确**的是

A. 前区包括尿道周围组织和移行区

B. 移行区位于尿道周围组织远侧段的两旁

C. 中央区位于前列腺基底部和膀胱颈的下方

D. 周缘区主要位于前列腺的后方、左右侧及尖部

E. 前纤维肌肉基质区位于前列腺的前方

24. 关于精囊的描述,**不正确**的是

A. 为一对长椭圆形的囊状腺体   B. 位于前列腺底的后上方

C. 位于输精管壶腹的内侧   D. 前贴膀胱

E. 后邻直肠

25. 关于子宫的描述,**不正确**的是

A. 有前面、后面及两侧缘

B. 分为底、体、峡、颈 4 部

C. 前面隔膀胱子宫陷凹与膀胱上面相邻

D. 子宫后面为直肠子宫陷凹

E. 子宫颈外侧,在阴道穹侧部上方有子宫圆韧带

26. 关于卵巢的描述,**不正确**的是

A. 位于卵巢窝内

B. 在卵巢后缘中部,血管、神经出入处称卵巢门

C. 卵巢的后缘游离

D. 下端借卵巢固有韧带与子宫角相连

E. 上端以卵巢悬韧带连于盆侧壁

27. 男性直肠前面毗邻的结构**不包括**

A. 膀胱底   B. 膀胱体

C. 输精管壶腹   D. 前列腺

E. 输尿管盆部

28. 在横断面上,子宫颈两侧横行的韧带是

A. 子宫圆韧带   B. 子宫阔韧带

C. 子宫主韧带   D. 子宫骶韧带

E. 卵巢固有韧带

29. 绝育术时输精管结扎的常用部位是

A. 盆部   B. 精索部

C. 睾丸部   D. 腹股沟管部

E. 壶腹部

30. 髂内动脉的分支中远端闭锁的动脉是

A. 臀上动脉   B. 脐动脉

C. 臀下动脉   D. 闭孔动脉

E. 直肠下动脉

31. 经过骨盆入口的结构**不包括**

A. 睾丸动脉   B. 输精管

C. 子宫圆韧带   D. 卵巢动脉

E. 肠系膜下动脉

32. 关于髂内动脉分支的描述,正确的是

A. 脐动脉近侧段发出膀胱上动脉

B. 阴部内动脉常与臀下动脉合干发出

C. 输尿管与子宫动脉上下交叉

D. 髂内动脉在梨状肌上缘分成前、后干,动脉的前干分为脏支和壁支,后干全为壁支

E. 髂内动脉是髂总动脉的延续

33. 手指伸入直肠内,隔直肠壁向前**不能**摸到的结构是

A. 子宫   B. 前列腺

C. 输精管壶腹   D. 精囊

E. 女性膀胱

34. 组成肛管直肠环的肌**不包括**

A. 肛门外括约肌浅部   B. 肛门外括约肌深部

C. 肛门外括约肌皮下部   D. 直肠纵肌下部

E. 肛提肌

35. 蛛网膜下隙下端平面为

A. 两侧髂嵴最高点连线　　　　　　　B. 两侧髂前上棘连线

C. 两侧髂后上棘连线　　　　　　　　D. 两侧髂结节连线

E. 两侧坐骨结节连线

36. 嵴间平面平对

A. 第 1 腰椎棘突　　　　　　　　　　B. 第 2 腰椎棘突

C. 第 3 腰椎棘突　　　　　　　　　　D. 第 4 腰椎棘突

E. 第 5 腰椎棘突

37. 尿道膜部与前列腺部相交处尿道断裂时,尿液可渗入

A. 直肠后间隙　　　　　　　　　　　B. 会阴浅隙

C. 会阴深隙　　　　　　　　　　　　D. 耻骨后间隙

E. 腹壁浅筋膜深面

38. 关于输卵管的描述,**错误**的是

A. 分为子宫部、峡部、壶腹部、漏斗部和伞部

B. 峡部为理想的结扎部位

C. 受精部位通常在壶腹部

D. 其腹腔口通腹膜腔

E. 输卵管伞是手术时识别的标志

39. 男性尿道最狭窄处为

A. 前尿道　　　　　　　　　　　　　B. 前列腺部

C. 海绵体部　　　　　　　　　　　　D. 膜部

E. 尿道舟状窝

40. 膀胱三角是指

A. 膀胱底部两侧至膀胱颈

B. 膀胱底部两侧壁至膀胱颈

C. 膀胱顶部至膀胱颈

D. 膀胱底部两侧输尿管开口部至膀胱颈

E. 输尿管间襞

【A₂ 型题】

41. 患者女,28 岁。剖宫产术后不久出现发热,初步诊断为产后腹膜腔感染积液,液体在直立位时易积聚在

A. 直肠膀胱陷凹　　　　　　　　　　B. 膀胱子宫陷凹

C. 直肠子宫陷凹　　　　　　　　　　D. 骶子宫襞两侧

E. 肝肾隐窝

42. 患者男,62 岁。因排尿困难入院。查体:直肠指诊发现前列腺沟消失。诊断为前列腺增生,病变部位多见于前列腺的

A. 前叶　　　　　　　　　　　　　　B. 中叶

C. 后叶　　　　　　　　　　　　　　D. 左叶

E. 右叶

43. 患者女,60 岁。因阴道流血入院,经检查确诊为子宫颈癌。拟行子宫全切术,术中须结扎子宫动脉,该动脉走行于

A. 子宫骶韧带   B. 卵巢悬韧带

C. 子宫圆韧带   D. 卵巢固有韧带

E. 子宫阔韧带

44. 患者女,28 岁。剖宫产术后不久出现发热,初步诊断为产后腹膜腔感染积液。拟作腹膜腔穿刺以明确诊断,穿刺的最佳部位是

A. 直肠前壁   B. 腹前壁

C. 阴道前穹   D. 阴道后穹

E. 肝肾隐窝处腹侧壁

45. 患者男,35 岁。因左侧阴囊肿物入院,检查发现该肿物为条索状集聚团块,诊断为左侧精索静脉曲张。精索静脉曲张好发于左侧的原因**不包括**

A. 左侧精索静脉行程较长

B. 左侧精索静脉以直角汇入肾静脉

C. 肾静脉管径比下腔静脉管径小,压力大

D. 左侧精索静脉受乙状结肠压迫

E. 左侧精索静脉行程较复杂

46. 患者男,31 岁。因会阴部骑跨伤入院。检查发现会阴部、阴囊、阴茎及下腹部均出现肿胀及皮下液体淤积,X 线尿道造影显示对比剂自尿道外渗,尿道损伤的部位为

A. 尿道海绵体部   B. 尿道膜部

C. 尿道前列腺部   D. 尿道球部

E. 尿道内口

【B 型题】

(47~48 题共用备选答案)

A. 第 1 腰椎棘突   B. 第 2 腰椎棘突

C. 第 3 腰椎棘突   D. 第 4 腰椎棘突

E. 第 5 腰椎棘突

47. 嵴间平面平对

48. 结节间平面平对

(49~51 题共用备选答案)

A. 耻骨梳和耻骨嵴

B. 耻骨和耻骨联合

C. 骶骨、尾骨及骶尾关节

D. 髂骨、坐骨、骶结节韧带与骶棘韧带

E. 髋臼和髋臼横韧带

49. 参与围成骨盆界线的是

50. 构成骨盆前壁的是

51. 构成骨盆后壁的是

(52~54 题共用备选答案)

A. 由闭孔筋膜和梨状筋膜构成   B. 覆盖于肛提肌与尾骨肌上面

C. 形成前列腺鞘和直肠筋膜鞘   D. 位于耻骨盆面与膀胱之间

E. 向上与腹膜后间隙相通

52. 耻骨后间隙

53. 盆膈上筋膜

54. 盆脏筋膜

(55~56 题共用备选答案)

A. 前区	B. 移行区
C. 中央区	D. 周缘区
E. 前纤维肌肉基质区	

55. 输精管和精囊的排泄管穿过

56. 主要位于前列腺的后方、左右侧及尖部的是

(57~59 题共用备选答案)

A. 周缘区	B. 中央区
C. 移行区	D. 周缘区与移行区交界
E. 前纤维肌肉基质区	

57. 前列腺增生好发于

58. 前列腺癌好发于

59. 前列腺炎好发于

(四) 简答题

1. 简述子宫和输卵管在子宫输卵管造影图像上的表现特点。

2. 简述前列腺 CT 表现特点。

3. 简述前列腺 MRI 表现特点。

4. 简述子宫 MRI 表现特点。

5. 简述卵巢 MRI 表现特点。

6. 简述髂动脉血管的主要分支及走行。

7. 简述盆腔结构的配布特点。

8. 简述会阴的境界和分区。

9. 简述前列腺带区解剖分区法。

10. 简述膀胱位置、分部和毗邻。

11. 简述子宫分部和毗邻。

12. 简述直肠前面的毗邻。

四、参 考 答 案

(一) 名词解释

1. 会阴:有狭义和广义之分。狭义的会阴指肛门与外生殖器之间狭小区域的软组织;广义的会阴是指盆膈以下封闭小骨盆下口的全部软组织,分为尿生殖三角和肛门三角。

2. 盆膈:又称盆底,是由盆底肌(肛提肌与尾骨肌)及其筋膜(盆膈上筋膜和盆膈下筋膜)所构成的结构,封闭骨盆下口,具有支持和固定盆内脏器的作用。

3. 耻骨后间隙:也称膀胱前隙,位于耻骨盆面与膀胱之间,内含疏松结缔组织和静脉丛等。

4. 直肠系膜:直肠周围包裹的大量疏松结缔组织和脂肪,在临床上称为直肠系膜,内有直肠上动脉及分支、直肠上静脉及属支和沿直肠上动脉走行的淋巴管及淋巴结。

5. 直肠系膜筋膜:包裹于直肠系膜外的一层无血管、呈网眼状的组织为直肠固有筋膜,属直肠的脏筋膜。向上与乙状结肠浆膜下的结缔组织相延续,向下与盆膈表面的盆壁筋膜相延续。

6. 直肠膀胱隔:是位于直肠与膀胱、前列腺、精囊及输精管壶腹之间的增厚的盆脏筋膜。

7. 直肠阴道隔:是位于阴道后壁和直肠前壁之间的一层筋膜,它在解剖上起着支持直肠和阴道结构的重要作用。

8. Waldeyer 筋膜:是覆盖于骶骨前面的盆壁筋膜,又称骶前筋膜。

9. 膀胱三角:是膀胱底内面的一个三角形区。此三角的两侧角为左、右输尿管口,下角为尿道内口,无论膀胱盈虚,此区都很平滑,为结核和肿瘤的好发部位。

10. 阴道穹:阴道上端环绕子宫颈,子宫颈与阴道壁之间形成的环形腔隙称阴道穹。

11. 坐骨肛门窝:又称坐骨直肠窝,位于肛管和坐骨之间,窝的内侧壁为肛门、肛门外括约肌、肛提肌、尾骨肌及盆膈下筋膜;外侧壁为坐骨结节、骶结节韧带、闭孔内肌及闭孔筋膜;顶为内、外侧壁的盆膈下筋膜与闭孔筋膜相交处;底为皮肤和浅筋膜;后界为臀大肌及部分骶结节韧带;前界为尿生殖膈后缘。

12. 阴部管:亦称 Alcock 管,在坐骨肛门窝的外侧壁上,为位于闭孔内肌表面的闭孔筋膜内的矢状位管状裂隙,有阴部内动、静脉及阴部神经通过。

13. 尿生殖膈:由尿生殖膈上、下筋膜和会阴深横肌、尿道括约肌共同构成,在男性有尿道通过,在女性有尿道和阴道通过。

14. 子宫输卵管造影术:患者仰卧于检查床上,利用专用的器械经阴道从子宫颈口注入碘对比剂后,显示子宫及输卵管的位置及形态。

15. 膀胱造影术:患者仰卧于检查床上,经尿道将碘对比剂逆行注入膀胱内,予以多种体位摄片,以显示膀胱位置、大小、形态。

(二) 填空题

1. 盆壁筋膜 盆膈筋膜 盆脏筋膜

2. 直肠阴道隔 直肠膀胱隔 膀胱(尿道)阴道隔

3. 前叶 中叶 后叶 左、右叶 中

4. 子宫肌层 子宫腔 直肠子宫陷凹 子宫颈 直肠 阴道 膀胱 耻骨联合

5. 髂血管 膀胱 膀胱精囊三角 精囊 直肠

6. 盆壁 盆膈 盆腔内的器官

7. 精囊

8. 膀胱 前列腺 尿道 精囊 输精管壶腹 直肠 肛管 膀胱 尿道 子宫 阴道 输卵管 卵巢 直肠 肛管

9. 前列腺部 膜部 海绵体部

10. 前列腺底 前列腺尖 前列腺体 前列腺沟

11. 前区 中央区 周缘区 前纤维肌肉基质区

12. 卵巢 输卵管

(三) 单项选择题

【A₁ 型题】

1. D　2. E　3. A　4. A　5. E　6. A　7. E　8. C　9. C　10. A

11. E　12. D　13. C　14. D　15. C　16. E　17. C　18. D　19. D　20. E

21. D 22. A 23. B 24. C 25. E 26. B 27. B 28. C 29. B 30. B
31. E 32. B 33. E 34. C 35. C 36. D 37. D 38. A 39. D 40. D

【A₂型题】

41. C 42. A 43. E 44. D 45. C 46. D

【B型题】

47. D 48. E 49. A 50. B 51. C 52. D 53. B 54. C 55. C 56. D
57. C 58. A 59. A

(四) 简答题

1. 简述子宫和输卵管在子宫输卵管造影图像上的表现特点。

答:注入碘对比剂后子宫呈倒三角形,上方两角为子宫角,通向输卵管,双侧输卵管向外并稍向下走行,呈迂曲柔软的线条状影。输卵管在子宫壁的部分为间质部;双侧输卵管近子宫的一段细而直,为峡部;输卵管远端粗大,为壶腹部;壶腹部末端呈漏斗状扩大,为漏斗部;漏斗部远端的指状突起称输卵管伞端。

2. 简述前列腺 CT 表现特点。

答:前列腺呈圆形或椭圆形的均匀软组织密度影,边缘光整,周围有脂肪组织对比,能够清楚显示,增强扫描呈中度强化。

3. 简述前列腺 MRI 表现特点。

答:前列腺于 T₁WI 上呈圆形或椭圆形的均匀低信号影,能清楚显示前列腺的轮廓,但不能识别各解剖带。T₂WI 上前列腺各解剖带呈不同的信号强度,前列腺移行带呈低信号。前列腺分为中央叶和周围叶,中央叶呈低信号,周围叶呈高信号;前列腺包膜呈环形线状低信号。前列腺在矢状断面和冠状断面上呈三角形。中央叶在冠状断面上显示较清楚。

MRI 横断面显示前列腺的周围叶及移行带、前列腺与尿道膜部的解剖关系最佳;冠状断面显示中央叶及周围叶的解剖关系最佳;矢状断面显示前列腺与精囊、直肠、膀胱底部的解剖关系最佳。

4. 简述子宫 MRI 表现特点。

答:子宫在矢状断面和冠状断面显示最佳。在 T₁WI 上子宫体、子宫颈呈均匀低信号,周围为高信号的脂肪组织,子宫内膜为稍低信号强度。在 T₂WI 矢状断面,子宫内膜呈高信号;中间薄的低信号带称联合带或结合带,为子宫肌内层;周围呈中等信号,代表子宫肌外层。

5. 简述卵巢 MRI 表现特点。

答:卵巢在 T₁WI 上呈均匀稍低信号,与盆腔肠管影不易区分,与周围脂肪组织可以区分;在 T₂WI 上纤维基质呈稍低信号影,卵泡呈高信号。增强扫描卵巢无明显强化。

6. 简述髂动脉血管的主要分支及走行。

答:髂外动脉是髂总动脉的延续,到腹股沟以下成为股动脉,髂外动脉分支还有腹壁下动脉和旋髂深动脉。髂内动脉是盆腔动脉的主干,髂内动脉分为脏支和壁支。髂内动脉脏支沿盆腔侧壁下行,包括:①子宫动脉:该动脉发出阴道支、输卵管支和卵巢支;②阴部内动脉:在臀下动脉前方下行,发出肛动脉、会阴动脉、阴茎背动脉(男)或阴蒂背动脉(女);③膀胱下动脉:在男性该动脉分布于膀胱底、精囊腺、前列腺等,在女性该动脉分布于膀胱底、阴道及子宫颈部。

髂内动脉壁支分为闭孔动脉、臀上动脉、臀下动脉、髂腰动脉和骶外侧动脉。

7. 简述盆腔结构的配布特点。

答:盆腔器官自前向后排成前、中、后 3 层。男性前层为膀胱、前列腺和尿道;中层为输精管壶腹和精囊;后层为直肠和肛管。女性前层为膀胱、尿道;中层为子宫、阴道、输卵管和卵巢;后层为直肠和肛管。此外还有沿盆壁下降的输尿管。

8. 简述会阴的境界和分区。

答:会阴略呈菱形,前为耻骨联合下缘,后为尾骨尖,前外侧为耻骨下支及坐骨支,后外侧为骶结节韧带,两侧为坐骨结节。左、右坐骨结节间的连线将会阴分为前部的尿生殖区和后部的肛区。

9. 简述前列腺带区解剖分区法。

答:前列腺带区解剖分区法将前列腺分为前区、中央区、周缘区和前纤维肌肉基质区。①前区:相当于内腺,包括尿道周围组织和移行区,此腺区的体积小,仅占前列腺腺性组织的 5%,是良性前列腺增生的好发部位。移行区位于尿道周围组织近侧段的两旁,呈对称性分布。②中央区:位于前列腺基底部和膀胱颈的下方,呈锥形,尖端到达精阜。输精管和精囊的排泄管穿过中央区后汇合成射精管,开口于尿道。此区的腺体较大,约占前列腺腺性组织的 25%。③周缘区:主要位于前列腺的后方、左右侧及尖部,其上面呈凹面状,包围中央区、移行区和尿道前列腺部远侧段。腺体分布均匀,腺管开口于精阜以下的尿道后外侧面。此区约占前列腺腺性组织的 70%。④前纤维肌肉基质区:位于前列腺的前方,呈盾形薄板状,约占前列腺的 1/3。

10. 简述膀胱位置、分部和毗邻。

答:(1)位置:膀胱位于耻骨联合及耻骨支的后方。膀胱空虚时位于骨盆腔内,充盈时则上升至耻骨联合上缘以上。婴儿的膀胱位于腹腔内,儿童的膀胱空虚时也达耻骨联合上缘以上。

(2)分部:膀胱可分为膀胱尖、膀胱体、膀胱底和膀胱颈 4 部。尖指向前上方,底朝向后下方,尖、底之间为体,体下部与前列腺(或尿生殖膈)接触处为颈,各部之间无明显界限。

(3)毗邻:男性膀胱底上部借直肠膀胱陷凹与直肠相邻,下部与精囊和输精管壶腹相贴,女性膀胱底与子宫颈和阴道前壁直接相贴。男性膀胱颈与前列腺相邻,女性膀胱颈则与尿生殖膈相邻。膀胱体的上面有腹膜覆盖,下外侧面紧贴耻骨后间隙内的疏松结缔组织,以及肛提肌和闭孔内肌。

11. 简述子宫分部和毗邻。

答:子宫分为底、体、峡、颈 4 部。子宫前面隔膀胱子宫陷凹与膀胱上面相邻,子宫颈阴道上部的前面则借疏松结缔组织与膀胱底相邻。子宫后面为直肠子宫陷凹,子宫颈和阴道穹后部隔此陷凹与直肠相邻。子宫两侧有输卵管、子宫阔韧带和卵巢固有韧带。于子宫颈外侧,在阴道穹侧部上方有子宫主韧带。

12. 简述直肠前面的毗邻。

答:男性直肠前面隔直肠膀胱陷凹和直肠膀胱隔与膀胱底、精囊、输精管壶腹、前列腺、输尿管盆部毗邻;女性直肠前面借直肠子宫陷凹和直肠阴道隔与子宫、阴道相邻。

(韦 力 向辉华 胡慧娟 杨 群)

第六章 四 肢

一、学习目标

1. 掌握 肩袖(肌腱袖)、腋窝、髌上囊、髌下脂体的概念;肩关节、肘关节、腕关节、髋关节、膝关节、踝关节的构成和结构特点;肩关节、肘关节、手部横断面的影像表现;髋关节、膝关节、踝关节的 X 线、CT 及 MRI 表现;髋臼切迹、髋臼窝、股骨头凹、沈通线的定义及临床意义;膝关节内、外侧半月板的形态、位置、毗邻及 MRI 表现。

2. 熟悉 四肢的境界、分区和标志性结构;腕管、腘窝、踝管的境界和内容;四肢结构的正常 X 线、CT 和 MRI 影像表现。

3. 了解 四肢结构的配布特点;坐骨神经、胫神经、腓总神经在 MRI 上的识别。

二、重点和难点内容

(一) 四肢影像表现特点

1. X 线表现特点 不同年龄的人体骨骼在 X 线片上有不同表现,需要区分儿童骨骼与成人骨骼的不同 X 线影像表现。

2. CT 表现特点 骨与软组织 CT 值相差很大,其解剖须分别在骨窗和软组织窗下观察,适宜的窗条件有利于观察四肢骨骼及周围解剖结构。CT 后处理技术有利于直观地、多方位地观察相关解剖关系及血管走行。

3. MRI 表现特点 MRI 具有良好的软组织对比度,骨骼肌肉正常组织结构的信号如下:T_1WI 图像上,脂肪、黄骨髓呈高信号,透明软骨、骺板、肌肉、神经呈中等信号,骨皮质、骨小梁、液体、韧带、纤维软骨、关节腔、半月板与关节盘、血管呈低信号;T_2WI 图像上,液体、脂肪、骨髓呈高信号,透明软骨、骺板、肌肉呈中等信号,骨皮质、骨小梁、骨膜、韧带、纤维软骨、半月板与关节盘、血管、神经呈低信号。

(二) 四肢解剖

1. 肩关节

(1) 组成:由肱骨头和肩胛骨关节盂组成。

(2) 结构特点:①关节头大,关节窝小,周缘有盂唇;②关节囊薄而松弛,囊内有肱二头肌长头腱通过;③关节囊的前、上、后方有韧带和肌腱加强。

(3) 肩袖:又称肌腱袖,由肩胛下肌、冈上肌、冈下肌和小圆肌的肌腱与关节囊纤维交织而成,可增强肩关节的稳固性。

2. 肘关节

(1) 组成:由肱骨下端与尺、桡骨上端构成,包括 3 个关节。①肱尺关节:由肱骨滑车与尺骨滑车切迹构成;②肱桡关节:由肱骨小头与桡骨头关节凹构成;③桡尺近侧关节:由桡骨头环状关节面与尺骨桡切迹构成。

（2）结构特点：①3个关节包在一个关节囊内，为复关节；②关节囊的前、后壁薄而松弛，两侧壁厚而紧张；③韧带主要为尺、桡侧副韧带和桡骨环状韧带。

3. 桡腕关节 又称腕关节。

（1）组成：桡骨下端的腕关节面和尺骨头下方的关节盘构成关节窝，手舟骨、月骨和三角骨的近侧关节面构成关节头。

（2）结构特点：①关节囊松弛；②四周均有韧带加强，其中掌侧韧带最坚韧。

4. 腕管

（1）屈肌支持带：又称腕横韧带，位于腕掌侧韧带远侧深面，尺侧端附于豌豆骨和钩骨，桡侧端附于手舟骨和大多角骨结节。

（2）腕管：由屈肌支持带和腕骨沟围成，有指浅、深屈肌腱及屈肌总腱鞘、拇长屈肌腱及腱鞘和正中神经通过。腕骨骨折时可压迫正中神经导致腕管综合征。

5. 髋关节

（1）组成：由髋臼和股骨头构成。

（2）结构特点：①关节头大，关节窝深，周缘有髋臼唇；②关节囊坚韧致密，后面仅包裹股骨颈内侧的2/3；③关节囊周围有多条韧带加强，包括髂股韧带、耻股韧带、坐股韧带和轮匝带等；④囊内有股骨头韧带。

6. 膝关节

（1）组成：由股骨下端、胫骨上端和髌骨构成。

（2）结构特点：①关节囊薄而松弛。②韧带包括囊外的髌韧带、胫侧副韧带、腓侧副韧带、髌支持带和腘斜韧带等，以及囊内的前、后交叉韧带和膝横韧带等。③内侧半月板呈C形，前窄后宽，外缘与关节囊和胫侧副韧带紧密相连，故强力骤然运动时，易导致半月板损伤或撕裂。外侧半月板呈O形，较小，外缘与关节囊相连，而关节囊与腓侧副韧带以腘肌腱间隔，故损伤的概率相对较小。④滑膜囊包括髌上囊和髌下深囊，滑膜襞包括翼状襞和髌下滑膜襞等。

7. 腘窝 为膝后区的菱形凹陷。

（1）境界：①上内侧界为半腱肌和半膜肌；②上外侧界为股二头肌腱；③下内、外侧界分别为腓肠肌的内、外侧头；④顶为腘筋膜；⑤底为股骨腘面、膝关节囊后部及腘斜韧带、腘肌及其筋膜。

（2）内容：除大量疏松结缔组织外，在腘窝中线由浅入深依次为胫神经、腘静脉和腘动脉，在上外侧界为腓总神经，血管周围还有腘深淋巴结。

8. 距小腿关节 又称踝关节。

（1）组成：由胫、腓骨下端与距骨滑车构成。

（2）结构特点：前、后壁薄而松弛，两侧有韧带增厚加强。①内侧韧带：又称三角韧带，坚韧，自内踝下缘向下呈扇形止于跗骨；②外侧韧带：较薄弱，由不连续的3条独立韧带组成，即距腓前、后韧带和跟腓韧带。

9. 踝管

（1）境界：由屈肌支持带与内踝、三角韧带、距骨和跟骨内侧面围成。

（2）内容：屈肌支持带向深面发出3个纤维隔，将踝管分为4个通道，其内通过的结构由前向后依次为胫骨后肌腱及腱鞘、趾长屈肌腱及腱鞘、胫后血管和胫神经、蹈长屈肌腱及腱鞘。

（3）临床意义：踝管是小腿后区与足底间的重要通道，感染可经其蔓延。当踝管通道变狭窄时，可压迫其内容物，导致踝管综合征。

（三）上肢影像解剖

1. 上肢骨以骨、关节为轴心，皮肤、浅筋膜、深筋膜、骨骼肌及神经血管束形成层层包裹的鞘状结构。上肢结构可分为关节区和非关节区，关节区的结构复杂，肌腱常跨越关节，关节周围有很多滑膜囊和腱鞘等结构；非关节区借骨、肌腱隔和筋膜形成骨筋膜鞘，包裹肌群、神经和血管。

2. 横断位是关节区的基本方位，因关节的构造和显示结构的不同，常采用肩关节冠状位、肘关节冠状位及矢状位、手关节冠状位的方法显示。非关节区的横断位均形成以骨为中心的鞘状结构。

在 CT 影像上，关节区多采用骨窗和软组织窗 2 种图像，骨骼肌为等密度影，脂肪组织为低密度影，骨皮质为明显的高密度影，骨松质内可见高密度的骨小梁和低密度的小梁间隙；关节软骨与关节腔不易分辨，常共同作为关节腔。

在 MRI 影像上，长管状骨的骨皮质、骨性关节面、纤维软骨、肌腱和韧带在 T_1WI 及 T_2WI 上均呈低信号，脂肪组织在 T_1WI 及 T_2WI 上均呈高信号，关节腔内的滑液在 T_2WI 上呈明显的高信号。

（1）肩关节：在肩关节横断面上近似圆形的肱骨头先出现，与其内侧凹陷的肩胛骨关节盂构成肩关节，关节腔呈半环状，关节囊内有肱二头肌长头腱通过。在肩关节冠状断面上，圆形的肱骨头位于内侧，与内侧的肩胛骨关节盂相对，关节盂的上、下缘有关节唇附着，肱骨头上方有肩袖包绕。

（2）肘关节：在肘关节横断面上，肱尺关节的断面先出现，肱骨下端和尺骨鹰嘴呈前、后关系，肱尺关节消失后则肱桡关节和桡尺近侧关节相继出现，肱桡关节腔呈环状，其内有肱骨小头，周围是桡骨头的断面。

在肘关节矢状断面上，构成肱尺关节的肱骨滑车和尺骨滑车切迹呈前、后关系，关节腔呈半环状；构成肱桡关节的肱骨小头与桡骨小头呈上、下关系；桡骨头与内侧的尺骨构成桡尺近侧关节。

在肘关节冠状断面上，可清晰显示构成肘关节的肱桡关节、肱尺关节和桡尺近侧关节，桡骨头面有桡骨环状韧带包绕。

（3）手部：在手部横断面上，桡骨下端与尺骨下方的关节盘先出现，两者共同构成关节窝；随层面下移则在关节窝的中央出现手舟骨、月骨和三角骨形成的关节头。在腕骨掌面的腕骨沟与屈肌支持带之间为腕管，内有指浅、深屈肌腱和拇长屈肌腱、正中神经通过。

在手部冠状断面上，构成腕关节的桡骨下端、尺骨下方的关节盘与手舟骨、月骨、三角骨呈上、下关系，关节腔呈半环状；近侧列腕骨的手舟骨、月骨、三角骨、豌豆骨和远侧列腕骨的大多角骨、小多角骨、头状骨、钩骨自桡侧向尺侧排列，相邻腕骨之间形成腕骨间关节，且有腕骨间韧带相连结。

（四）下肢影像解剖

1. 髋关节 髋臼由髂骨体、耻骨体及坐骨体组成，髋臼周围有由纤维软骨组成的髋臼唇，因而髋臼较深。髋臼下部的缺口称为髋臼切迹，由髋臼横韧带前后相连，维持髋臼的完整性;髋臼底部中央无关节软骨附着,称为髋臼窝。X线正位片上股骨头呈球形,其髋臼侧局部略凹陷,称为股骨头凹,有股骨头韧带附着。股骨头外下方较细部分为股骨颈,股骨颈外上方的骨性隆起称为大转子,内后下方的圆锥形隆起称为小转子。

髋关节的韧带分为囊外韧带和囊内韧带。囊外韧带包括髂股韧带、耻股韧带及坐股韧带。髂股韧带位于髋关节前方,耻股韧带、坐股韧带分别位于关节囊的前部及后部。囊内韧带包括轮匝带、股骨头韧带、髋臼横韧带。轮匝带围绕股骨颈。股骨头韧带附着于股骨头凹。髋关节囊的前方和后上方均有韧带加固,关节囊的后下方相对较薄弱,故股骨头易向后下方脱出,是临床上髋关节脱位最常见的类型。沈通线(Shenton 线)为耻骨下缘与股骨颈内侧缘的弧形线,正常情况下是连续的,髋关节脱位时可不连续,是髋关节脱位的一种测量方法。

2. 股部横断面 在股部上份层面,缝匠肌与长收肌之间的三角形区域为股三角。其上界为腹股沟韧带,内侧界为长收肌内侧缘,外侧界为缝匠肌内侧缘,前壁为阔筋膜,底为髂腰肌、耻骨肌和长收肌。股三角内有股神经、股动脉、股静脉和淋巴结等结构。

在股部中份层面,阔筋膜分别从后外侧、内侧及后部伸入肌群间并连于股骨形成外侧、内侧及后肌间隔,并与阔筋膜、股骨形成相应的骨筋膜鞘,容纳大腿各肌群。收肌管也称股三角尖,位于缝匠肌的深部,长收肌、大收肌与股内侧肌之间,其内浅部包含股动脉、股静脉、隐神经,深部包含股深动、静脉。

3. 膝关节 在X线正位片,髌骨与股骨远端重叠,胫骨两髁间有 2 个骨性突起称为髁间隆起。股骨内、外侧髁的后面之间为髁间窝。在X线侧位片,髌骨向上、向下分别连接股四头肌腱、髌韧带;髌骨下方可见低密度脂肪垫。

膝关节囊外韧带有髌韧带、胫侧副韧带、腓侧副韧带、腘斜韧带。囊内韧带有前、后交叉韧带及膝横韧带。在 T_1WI、T_2WI 矢状断面图像上,前交叉韧带呈扇形低信号,起自胫骨髁间隆起的前内侧,止于股骨外侧髁的内上部;后交叉韧带呈凸面向后的弓形低信号,起自胫骨髁间隆起的后方,附着于股骨内侧髁的外侧面。

内、外侧半月板呈楔形嵌入两关节面之间,两半月板前端以膝横韧带相连。在横断面MRI图像上,内侧半月板呈 C 形,偏薄,外缘和胫侧副韧带紧密相连;外侧半月板呈 O 形,较小,外缘与腓侧副韧带之间以腘肌腱间隔。在矢状断面 MRI 图像上,半月板前、后角呈两个尖端相对的三角形低信号。

4. 小腿中份横断面 小腿深筋膜与胫骨、腓骨及小腿骨间膜形成前、外侧、后骨筋膜鞘,容纳小腿各肌群。前骨筋膜鞘内有胫骨前肌、趾长伸肌、蹰长伸肌的起始端,肌与骨间膜之间有胫前血管和腓深神经。后骨筋膜鞘的结构可分为浅、深两层:浅层为小腿三头肌,深层为胫骨后肌、趾长屈肌和蹰长屈肌。胫后血管及胫神经行于比目鱼肌和胫骨后肌中份之间,腓动、静脉位于胫骨后肌与蹰长屈肌之间。外侧骨筋膜鞘内有腓骨长、短肌,大、小隐静脉分别位于层面内侧和后方的浅筋膜内。

5. 踝足部 踝关节由内踝、外踝、胫骨下端和距骨构成。足骨由 7 块跗骨、5 块跖骨、14块趾骨构成。跗骨分前、中、后三列:前列由内向外依次为内侧楔骨、中间楔骨、外侧楔骨、骰骨;中列为足舟骨;后列上方为距骨,下方为跟骨。跗横关节由内侧的距跟舟关节和外侧的跟骰关节构成,两关节腔彼此不通,关节线呈横置的 S 形,内侧突向前,外侧突向后。跗跖关节是由内侧楔骨、中间楔骨、外侧楔骨、骰骨与 5 块跖骨底构成的关节,呈非直线形。

踝管居内踝与距骨内侧份的后方、跟骨的内侧、内踝的下方,是小腿后部与足底的通道,其内由前向后依次有胫骨后肌腱、趾长屈肌腱、胫神经、胫后血管及踇长屈肌腱通过。

跟腱由小腿三头肌(比目鱼肌,腓肠肌内、外侧头)肌腱在足跟上方约15cm处融合形成,位于足跟与小腿后下部之间,是人体最粗的肌腱。在横断面图像上呈类圆形,在矢状断面图像上呈纵行方向。

(五) 四肢血管影像解剖

1. 上肢 正常肢体动脉造影的主干和分支的走行、分布位置及数目较为恒定,动脉干边缘光滑清楚。动脉由近向远逐渐变细,主干较直,分支细而稀疏,连续性良好。血管走行具有一定的柔和感,除少数变异者外均有较恒定的解剖影像。

在X线造影影像上,静脉的主要特征是具有静脉瓣。静脉瓣所在部位的管腔局部性扩张呈竹节状。深静脉的静脉瓣多于浅静脉,下肢静脉瓣又多于上肢静脉瓣。由于静脉血流缓慢,对比剂有时可能与血液未混合均匀,引起静脉腔显影不全的征象。静脉管径粗于同水平的动脉,分支也多于同部位的动脉。

2. 下肢 正常下肢动脉主干和分支的走行、分布位置及数目也较为恒定,动脉干边缘光滑清楚,血流方向由上至下、远离心脏。动脉由近向远逐渐变细,主干较直,分支细,局部相互交通,形成血管网,如膝关节网、足底弓。下肢动脉CT成像、CE-MRA成像均采用后处理技术,显示血管解剖特点,如最大密度投影(MIP)图、容积再现(VR)图。DSA可实时动态观察血管血流的情况,并观察血管性病变。

下肢静脉可分为深组和浅组,深、浅组之间由交通支相连,均有静脉瓣。股静脉在腹股沟韧带下方位于股动脉内侧,位置恒定。大隐静脉经过内踝前方,位置表浅。下肢静脉CT成像采用后处理技术取得VR图,立体观察深、浅静脉的起源、走行,并观察血管性病变。

三、习　题

(一) 名词解释

1. 肌腱袖
2. 肘后三角
3. 腕管
4. 骨性关节面
5. 关节间隙
6. 干骺端
7. 沈通线
8. 髌上囊
9. 髌下脂体

(二) 填空题

1. 腋窝内通过的结构有_____、_____、_____、_____和_____。
2. 臂丛后束的分支包括_____、_____、_____和_____。
3. 肘关节是由_____与_____构成的复关节,包括_____、_____、_____三个关节。
4. 前臂肌的支配神经有_____、_____和_____。
5. 髋关节由_____和_____构成,关节囊前方最为强大的韧带是_____。
6. 在膝关节的关节囊外,前壁有_____、_____和_____等加强,外侧有_____、内侧有_____、后方有_____加强,关节囊内有_____和_____加强。

7. 在 T_1WI 上,骨皮质呈_____信号,韧带、肌腱呈_____信号,脂肪、含脂肪的骨髓呈_____信号。

8. 在 T_2WI 上,骨皮质呈_____信号,韧带、肌腱呈_____信号,脂肪、含脂肪的骨髓呈_____信号。

9. 小儿长骨可分为_____、_____、_____和_____等部分,而成人的长骨一般分为_____、_____和_____三部分。

10. 在肘关节横断面上,自上而下出现_____关节、_____关节和_____关节。

11. 在手关节横断面上,近侧列腕骨自桡侧向尺侧为_____、_____、_____和_____,远侧列腕骨自桡侧向尺侧为_____、_____、_____和_____。

12. 上肢的动脉主干依次有_____、_____、_____和_____。

13. 图 6-1 所标示的结构为:①_____;②_____;③_____;④_____;⑤_____。

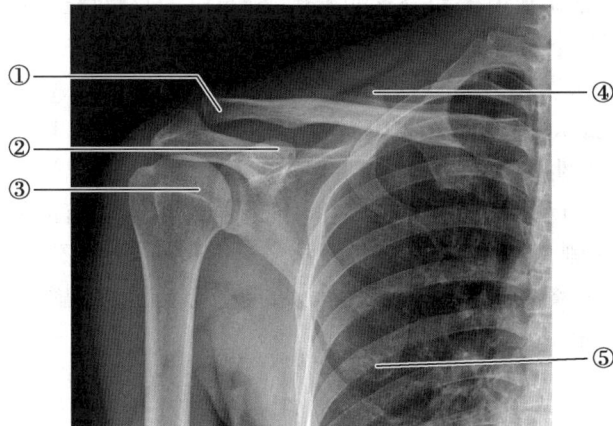

图 6-1　第 13 题

14. 图 6-2 所标示的结构为:①_____;②_____;③_____;④_____。

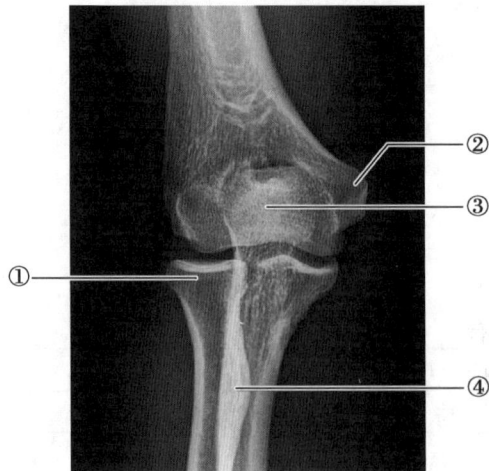

图 6-2　第 14 题

15. 图 6-3 所标示的结构为:①_____;②_____;③_____;④_____。

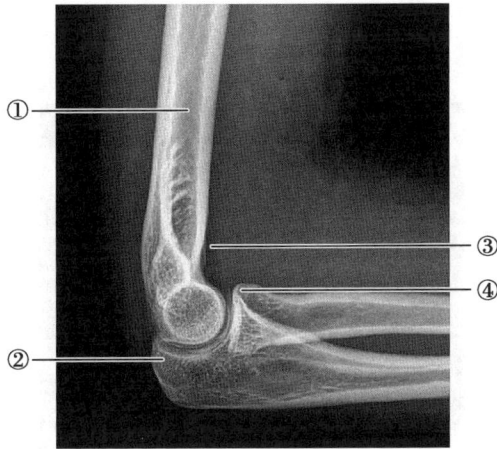

图 6-3　第 15 题

16. 图 6-4 所标示的结构为:①_____;②_____;③_____;④_____;⑤_____。

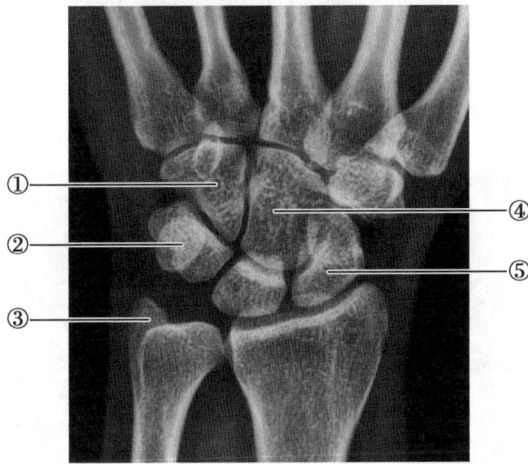

图 6-4　第 16 题

17. 图 6-5 所标示的结构为:①_____;②_____;③_____;④_____;⑤_____;
⑥_____;⑦_____。

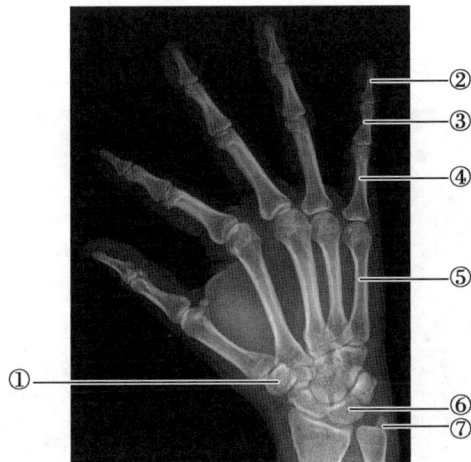

图 6-5　第 17 题

18. 图 6-6（CT 横断面）所标示的结构为：①_____；②_____；③_____；④_____；
⑤_____；⑥_____。

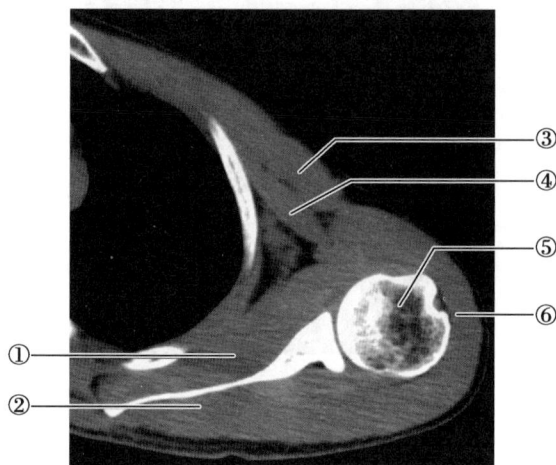

图 6-6　第 18 题

19. 图 6-7（CT 横断面）所标示的结构为：①_____；②_____；③_____；④_____；
⑤_____。

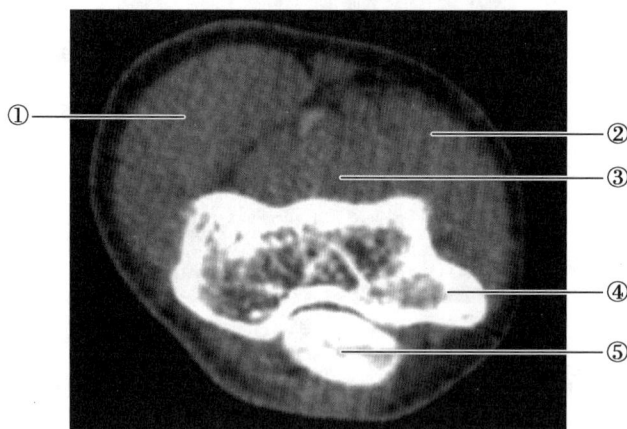

图 6-7　第 19 题

20. 图 6-8（CT 横断面）所标示的结构为：①_____；②_____；③_____；④_____。

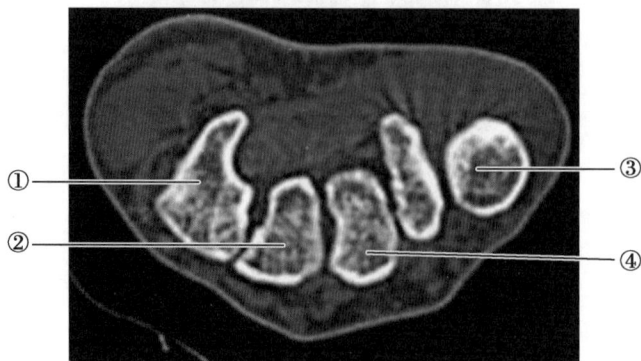

图 6-8　第 20 题

21. 图 6-9(MRI 冠状断面) 所标示的结构为: ①_____ _____; ③_____;
④_____;⑤_____。

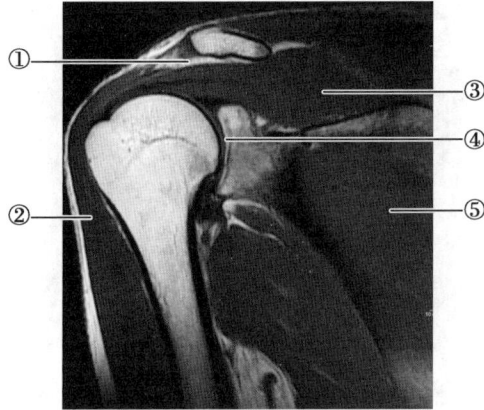

图 6-9　第 21 题

22. 图 6-10 所标示的结构为: ①_____; ②_____; ③_____; ④_____;
⑤_____;⑥_____。

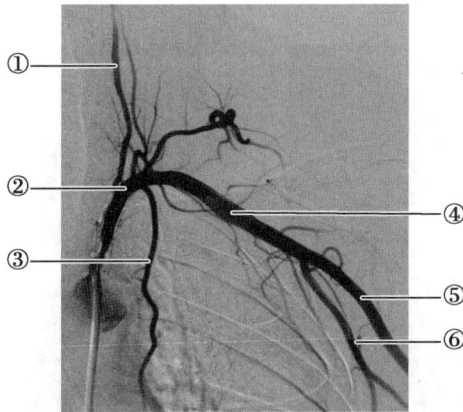

图 6-10　第 22 题

23. 图 6-11 所标示的结构为: ①_____; ②_____; ③_____; ④_____;
⑤_____。

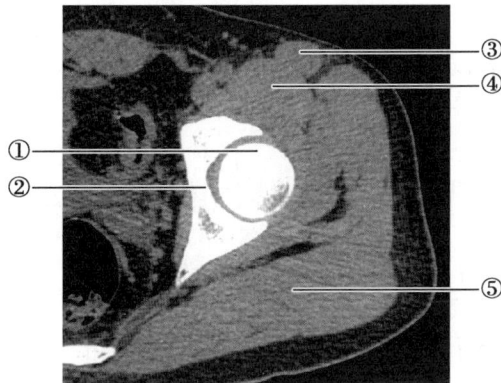

图 6-11　第 23 题

24. 图 6-12 所标示的结构为:①_____;②_____;③_____;④_____;⑤_____。

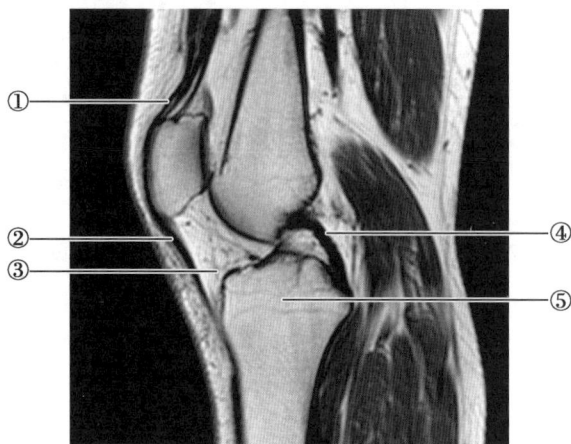

图 6-12　第 24 题

25. 图 6-13 所标示的结构为:①_____;②_____;③_____;④_____;⑤_____;⑥_____。

26. 图 6-14 所标示的结构为:①_____;②_____;③_____;④_____;⑤_____。

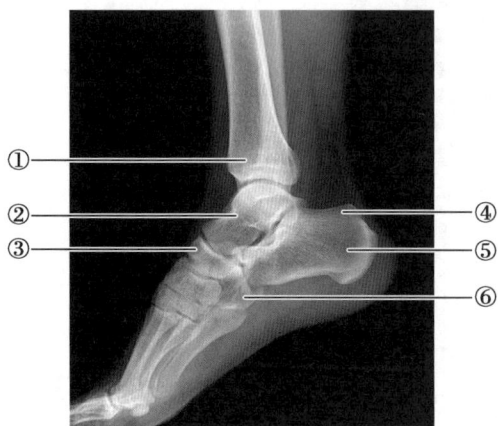

图 6-13　第 25 题

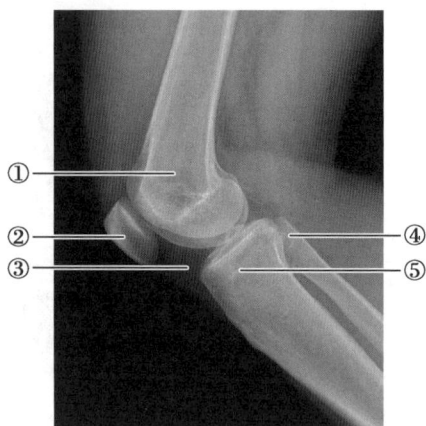

图 6-14　第 26 题

27. 髋关节横断面图像上,腹股沟区从内向外排列的结构分别为股静脉、_____、股神经。

28. 在横断面上,内踝后方踝管内的结构自前向后为_____、_____、_____和_____。

29. 图 6-15(下肢动脉 CE-MRA)所标示的结构为:①_____;②_____;③_____;④_____;⑤_____。

30. 图 6-16(下肢静脉 CT 成像)所示的结构为:①_____;②_____;③_____;④_____;⑤_____。

31. 图 6-17(下肢静脉 CT 成像)所示的结构为:①_____;②_____;③_____;④_____。

32. 在踝关节横断面上,踝关节前方有_____和_____神经经过,后内侧有_____和_____神经经过。

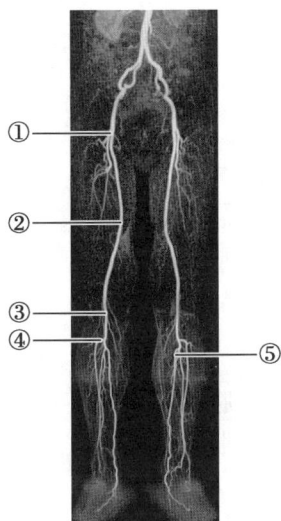

图6-15　第29题

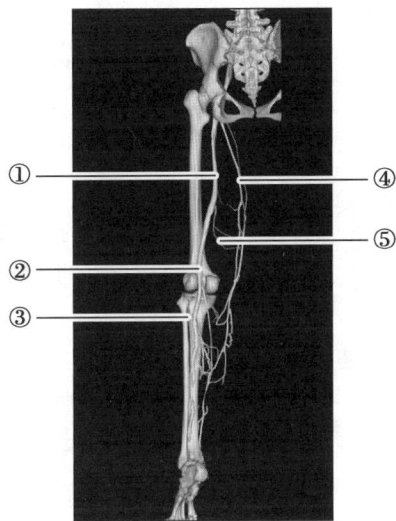

图6-16　第30题

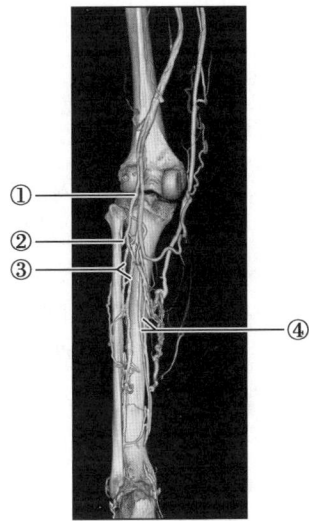

图6-17　第31题

（三）单项选择题

【A₁型题】

1. 下列肌腱中,**不参与**构成肩袖的是
   A. 大圆肌腱
   B. 冈上肌腱
   C. 冈下肌腱
   D. 小圆肌腱
   E. 肩胛下肌腱

2. 由臂丛锁骨上部发出的神经是
   A. 桡神经
   B. 腋神经
   C. 肩胛下神经
   D. 胸背神经
   E. 胸长神经

3. 关于肘窝的描述,正确的是
   A. 下内侧界为肱桡肌
   B. 下外侧界为旋前圆肌
   C. 正中神经位于尺动脉的桡侧
   D. 肱动脉的尺侧有肱二头肌腱膜
   E. 肱动脉的尺侧有正中神经

4. 经股部中份横断面上股三角内的结构由内侧向外侧依次为
   A. 股静脉、股动脉、股神经、淋巴结
   B. 淋巴结、股静脉、股动脉、股神经
   C. 淋巴结、股动脉、股静脉、股神经
   D. 淋巴结、股神经、股动脉、股静脉
   E. 股神经、股动脉、股静脉、淋巴结

5. 关于坐骨神经的描述,正确的是
   A. 起自腰丛
   B. 由坐骨小孔穿出
   C. 发出股后皮神经
   D. 支配股二头肌
   E. 分支至股方肌

111

6. 与膝关节腔相通的滑膜囊是

    A. 髌上囊   B. 髌下囊

    C. 髌后囊   D. 髌前囊

    E. 半膜肌腱囊

7. 通过肩关节囊内的肌腱是

    A. 肱三头肌长头腱   B. 肱二头肌长头腱

    C. 肱二头肌短头腱   D. 冈上肌的肌腱

    E. 喙肱肌的肌腱

8. 关于肩关节的描述,**错误**的是

    A. 关节盂有关节唇加深   B. 由肩胛骨关节盂与肱骨头构成

    C. 关节囊薄而松弛   D. 关节囊内有肱三头肌长头腱通过

    E. 关节腔大

9. **不参与**腕关节组成的是

    A. 手舟骨   B. 月骨

    C. 三角骨   D. 尺骨下端

    E. 桡骨下端

10. 髋关节的结构特点是

    A. 关节头大而关节窝小   B. 股骨颈全部在关节囊内

    C. 囊内有韧带   D. 关节囊广阔而松弛

    E. 无关节唇

11. 膝关节前交叉韧带的作用是

    A. 限制胫骨向前移动   B. 限制胫骨向后移动

    C. 限制胫骨旋外   D. 限制胫骨旋内

    E. 限制膝关节过伸

12. 在踝关节 X 线正位片上,关于踝关节的描述正确的是

    A. 由胫骨下端和距骨滑车构成

    B. 由胫、腓骨下端和距骨滑车构成

    C. 由胫、腓骨下端和跟骨构成

    D. 能使足内翻和外翻

    E. 踝关节的屈又称背屈

13. 兼有关节内软骨和囊内韧带的关节是

    A. 颞下颌关节   B. 胸锁关节

    C. 肩关节   D. 髋关节

    E. 肘关节

14. X 线片上,关节间隙包括

    A. 关节软骨、关节囊、骨端   B. 骨端、关节软骨、关节腔

    C. 关节腔   D. 滑膜、关节腔、关节囊

    E. 骨端、滑膜

15. 儿童发育期管状骨的构成**不包括**

    A. 骨干   B. 干骺线

C. 骨骺线（板）　　　　　　　　　D. 骨骺

E. 骨端

16. 正常情况下在 X 线上**不能**显示的结构是

A. 髓腔　　　　　　　　　　　　　B. 骨骺

C. 滋养管　　　　　　　　　　　　D. 骨膜

E. 骨小梁

17. 正常膝关节半月板在 T_1WI、T_2WI 上分别呈

A. 低信号、低信号　　　　　　　　B. 高信号、低信号

C. 高信号、高信号　　　　　　　　D. 低信号、高信号

E. 中等信号、中等信号

18. 小儿长骨的主要特点是具有

A. 骨干　　　　　　　　　　　　　B. 干骺端

C. 骺软骨　　　　　　　　　　　　D. 骨皮质

E. 骨松质

19. 观察儿童骨龄应摄

A. 踝关节　　　　　　　　　　　　B. 腕关节

C. 膝关节　　　　　　　　　　　　D. 肘关节

E. 胸片

20. X 线平片上的骺线

A. 由临时钙化带形成　　　　　　　B. 由骺软骨板形成

C. 因骨骺分离形成　　　　　　　　D. 由滋养血管形成

E. 由先天性变异形成

21. 关于骨结构的影像学表现，**不正确**的是

A. 骨膜在普通 X 线上不能显影

B. 骨髓在 MRI 上既可表现为中等信号，也可表现为高信号

C. 骨膜在 CT 或 MRI 上均可表现为线状影

D. 骨皮质在 CT 上表现为高密度线状或条状影

E. 骨皮质在 T_1WI 和 T_2WI 上均为极低信号影

22. 在 X 线片上，8~14 岁时出现骨化中心的腕骨是

A. 头状骨　　　　　　　　　　　　B. 大多角骨

C. 小多角骨　　　　　　　　　　　D. 豌豆骨

E. 三角骨

23. 在肱尺关节横断面上，尺神经位于肱骨内上髁的

A. 前方　　　　　　　　　　　　　B. 后方

C. 内侧　　　　　　　　　　　　　D. 外侧

E. 上方

24. 在肘关节横断面上，包绕于桡骨头周围的 C 形韧带是

A. 尺侧副韧带　　　　　　　　　　B. 桡侧副韧带

C. 桡骨环状韧带　　　　　　　　　D. 桡舟头韧带

E. 桡舟韧带

25. 在腕关节横断面上,最先出现的结构是
    A. 手舟骨
    B. 月骨
    C. 三角骨
    D. 豌豆骨
    E. 大多角骨

26. **不属于**肱骨近端结构的是
    A. 解剖颈
    B. 肱骨头
    C. 小结节
    D. 大结节
    E. 肱骨小头

27. 肱骨下端的主要骨性标志是
    A. 肱骨滑车和外上髁
    B. 肱骨小头和内上髁
    C. 内上髁和外上髁
    D. 尺神经沟和肱骨滑车
    E. 肱骨小头和尺神经沟

28. 关于肘关节的描述正确的是
    A. 由肱桡关节、肱尺关节和近侧尺桡关节组成
    B. 屈肘侧位片上,肱骨远端前面有鹰嘴窝,后面有冠状窝
    C. 肘前脂肪垫有且只有一个,且位于冠状窝
    D. 肘前脂肪垫在肘关节前后位片上显示最佳
    E. 在屈肘侧位 X 线片上,肱尺关节间隙呈波浪状,显示欠清

29. 与肱骨滑车相关节的是
    A. 桡骨头
    B. 桡切迹
    C. 尺骨的半月切迹
    D. 尺骨头
    E. 桡骨环状关节面

30. 关于腕关节的描述,正确的是
    A. 由近侧列腕骨组成关节头
    B. 属于椭圆关节
    C. 由桡骨下面构成关节窝
    D. 关节囊紧张,运动受限
    E. 每一块腕骨与其他腕骨之间的正常间隙约为 5mm

31. 与肩胛骨关节盂相关节的是
    A. 锁骨肩峰端
    B. 肱骨头
    C. 肱骨大结节
    D. 肩峰
    E. 喙突

32. 关于肩胛骨的描述,**错误**的是
    A. 内侧缘也称脊柱缘
    B. 外侧缘也称腋缘
    C. 肩胛上缘有肩胛上切迹
    D. 肩胛冈的外侧端构成肩峰
    E. 关节盂位于肩胛骨上角

33. 在髋关节横断面上,股骨颈位于股骨头的
    A. 后外侧
    B. 前内侧
    C. 前外侧
    D. 后内侧
    E. 后方

34. 髋关节的组成韧带**不包括**
    A. 髂股韧带
    B. 耻股韧带

C. 坐股韧带   D. 股骨头韧带

E. 骶结节韧带

35. 髋臼横断面上,自上而下,最先出现的形成髋臼的结构是

    A. 耻骨体   B. 坐骨体

    C. 髂骨体   D. 耻骨上支

    E. 坐骨结节

36. 髌骨横断面上的结构**不包括**

    A. 前交叉韧带   B. 后交叉韧带

    C. 股骨内侧髁   D. 股骨外侧髁

    E. 髁间隆起

37. 在经髌骨底的横断面上,髌骨与股骨的髌面构成

    A. 胫腓关节   B. 髌股关节

    C. 胫股关节   D. 膝关节

    E. 腓股关节

38. 在经髌骨中份的横断面上,腘窝的外侧壁为

    A. 半膜肌   B. 股薄肌腱

    C. 股二头肌   D. 缝匠肌

    E. 半膜肌腱

39. 在经股骨内、外侧髁的横断面上,股骨后部两髁之间的凹陷为髁间窝,窝外侧壁的股骨外侧髁附着有

    A. 髌外侧支持带   B. 前交叉韧带

    C. 膝横韧带   D. 髂股韧带

    E. 髌内侧支持带

40. 在经髌骨的冠状断面上,髌骨位于层面中部,其下方为髌下脂体,上方有股四头肌腱和

    A. 髌上囊   B. 髌韧带

    C. 髌上脂肪垫   D. 翼状襞

    E. 股骨外侧髁

41. 在经髁间隆起的冠状断面上,**不包括**

    A. 前交叉韧带   B. 后交叉韧带

    C. 内侧半月板   D. 外侧半月板

    E. 胫神经

42. 显示膝关节内交叉韧带的最佳方位为

    A. 冠状位   B. 矢状位

    C. 横断位   D. 斜矢状位

    E. 斜冠状位

43. 在经内踝中份的横断面上,**不包括**

    A. 距骨   B. 外踝

    C. 踝管   D. 跟腱

    E. 胫腓关节

【B 型题】

（44~46 题共用备选答案）

    A. 胸肩峰动脉   B. 胸外侧动脉

    C. 旋肩胛动脉   D. 胸背动脉

    E. 旋肱后动脉

44. 前锯肌的营养血管是

45. 背阔肌的营养血管是

46. 胸大肌的营养血管是

（47~50 题共用备选答案）

    A. 肌皮神经   B. 腋神经

    C. 正中神经   D. 尺神经

    E. 桡神经

47. 发自臂丛外侧束的神经是

48. 发自臂丛内侧束的神经是

49. 同时发自臂丛内、外侧束的神经是

50. 传导"虎口区"皮肤感觉的神经是

（51~53 题共用备选答案）

    A. X 线   B. CT

    C. MRI   D. 超声

    E. PET-CT

51. 观察四肢关节首选的影像检查方法是

52. 观察四肢关节淡薄骨化和钙化的最佳影像检查方法是

53. 观察关节软骨、关节囊外韧带、骨髓的最佳影像检查方法是

（54~56 题共用备选答案）

    A. 坐骨神经   B. 胫神经

    C. 腓总神经   D. 腓浅神经

    E. 腓深神经

54. 位于小腿前骨筋膜鞘的是

55. 位于小腿外侧骨筋膜鞘的是

56. 位于小腿后骨筋膜鞘的是

（57~59 题共用备选答案）

    A. 40HU 左右   B. −50HU 以下

    C. 达数百至 1 000HU   D. −50~50HU

    E. −500~500HU

57. 骨皮质的 CT 值约为

58. 脂肪的 CT 值约为

59. 肌肉为软组织密度，其 CT 值约为

（60~62 题共用备选答案）

    A. 高信号   B. 低信号

    C. 等信号   D. 混杂信号

E. 不能显示

60. MRI 图像上,正常骨皮质为

61. 正常髌韧带在 T_1WI 和 T_2WI 上均为

62. 儿童期,骨髓中的脂肪与造血细胞混合分布,在 T_1WI 上为

(63~65 题共用备选答案)

A. 正中神经　　　　　　　B. 桡神经

C. 肱二头肌腱　　　　　　D. 腋神经

E. 肌皮神经

63. 在肘关节横断面上,肘窝内的标志性结构是

64. 在肘关节横断面上,位于肱桡肌与肱肌之间的神经是

65. 在肘关节横断面上,位于肱二头肌内侧的神经是

(66~67 题共用备选答案)

A. 指掌侧总动脉　　　　　B. 掌浅弓

C. 掌深弓　　　　　　　　D. 桡动脉

E. 尺动脉

66. 小指尺掌侧动脉发自

67. 掌心动脉发自

(68~69 题共用备选答案)

A. 髋关节　　　　　B. 膝关节　　　　　C. 踝关节

D. 腕关节　　　　　E. 胫腓关节

68. 属于球窝关节的是

69. 人体内最大、最复杂的关节是

(70~74 题共用备选答案)

A. 矢状位　　　　　　　　B. 冠状位

C. 横断位　　　　　　　　D. 斜冠状位

E. 斜矢状位

70. 观察腕关节三角纤维软骨复合体及腕骨间韧带的最佳方位是

71. "网球肘"显示的最佳方位是

72. 观察膝关节交叉韧带的最佳方位是

73. 显示肩关节前后盂唇的最佳方位是

74. 观察跟腱结构的最佳方位是

(四) 简答题

1. 试述肘窝的境界和肘窝内的结构。

2. 简述腕关节的组成、结构特点和运动形式。

3. 请列表描述大腿肌的分群、名称、作用及神经支配。

4. 简述膝关节经后交叉韧带层面的 MRI 矢状位影像解剖。

5. 简述腘窝的构成及其内容。

6. 简述腕骨骨化中心出现的时间及其临床意义。

7. 简述股三角影像解剖结构。

四、参 考 答 案

(一) 名词解释

1. 肌腱袖:肩胛下肌、冈上肌、冈下肌和小圆肌的肌腱相互连接成腱板,并与肩关节囊纤维交织而形成肌腱袖,又称肩袖,可增强肩关节的稳固性。

2. 肘后三角:是指肘关节屈曲呈直角时,肱骨内、外上髁和尺骨鹰嘴三点构成的等腰三角形。当肘关节脱位或肱骨内、外上髁骨折时,该等腰三角形关系发生变化。

3. 腕管:由屈肌支持带和腕骨沟构成,内有指浅、深屈肌腱及屈肌总腱鞘、拇长屈肌腱及腱鞘和正中神经通过。

4. 骨性关节面:X 线检查所见的关节实际是关节软骨深层的菲薄钙化带和其下的薄层致密骨,可称为骨性关节面。X 线上表现为边缘锐利光滑的线状致密影,通常凹侧骨性关节面厚。

5. 关节间隙:为两个相对骨端的骨性关节面之间的透亮间隙。由于关节软骨与其他软组织的密度一致而不能辨认,X 线片上显示的关节间隙实际上代表关节组成骨骨端的关节软骨和解剖学上真正的关节腔。

6. 干骺端:骨干增宽的端部称干骺端,主要由骨松质构成,是骨骼生长最活跃的部位。X 线表现为网状骨纹理,密度低于骨皮质。干骺端侧可见不规则致密影,即先期钙化带,由钙化的软骨基质和初级骨小梁构成。

7. 沈通线:在髋关节正位片上,为耻骨下缘与股骨颈内侧缘的弧形线,正常时为连续的,髋关节脱位时可不连续,是髋关节脱位的一种测量方法。

8. 髌上囊:为膝关节腔内最大的滑膜隐窝,位于股四头肌腱、髌骨与股骨下端之间,是脓液、血液等液体的积聚处,也是关节游离体常发生的部位。

9. 髌下脂体:为充填于髌骨、股骨髁下方、胫骨髁上方和髌韧带之间的脂肪组织,并可向两侧延伸,超出髌骨外侧缘 1cm 左右。

(二) 填空题

1. 臂丛锁骨下部及其分支　腋动脉及其分支　腋静脉及其属支　腋淋巴结　疏松结缔组织

2. 桡神经　腋神经　胸背神经　肩胛下神经

3. 肱骨下端　尺、桡骨上端　肱尺关节　肱桡关节　桡尺近侧关节

4. 桡神经　尺神经　正中神经

5. 股骨头　髋臼　髂股韧带

6. 股四头肌腱　髌骨　髌韧带　腓侧副韧带　胫侧副韧带　腘斜韧带　前交叉韧带　后交叉韧带

7. 低　低　高

8. 低　低　高

9. 骨干　干骺端　骨骺　骨骺线(板)　骨干　干骺端　骨端

10. 肱尺　肱桡　桡尺近侧

11. 手舟骨　月骨　三角骨　豌豆骨　大多角骨　小多角骨　头状骨　钩骨

12. 腋动脉　肱动脉　桡动脉　尺动脉

13. 锁骨肩峰端　喙突　肱骨头　肩胛骨上角　肩胛骨下角

14. 桡骨小头　肱骨内上髁　尺骨鹰嘴与肱骨滑车重叠　桡骨粗隆

15. 肱骨 尺骨鹰嘴 肘前脂肪垫 桡骨小头

16. 钩骨 豌豆骨 尺骨茎突 头状骨 手舟骨

17. 大多角骨 第5远节指骨 第5中节指骨 第5近节指骨 第5掌骨 月骨 尺骨茎突

18. 肩胛下肌 冈下肌 胸大肌 胸小肌 肱骨 三角肌

19. 肱桡肌 旋前圆肌 肱肌 肱骨内上髁 尺骨鹰嘴

20. 钩骨 头状骨 第1掌骨 小多角骨

21. 肩峰 三角肌 冈上肌 关节盂 冈下肌

22. 椎动脉 锁骨下动脉起始端 胸廓内动脉 腋动脉 腋动脉 肩胛下动脉

23. 股骨头 髋臼 缝匠肌 髂腰肌 臀大肌

24. 股四头肌腱 髌韧带 髌下脂体 后交叉韧带 胫骨

25. 胫骨 距骨 足舟骨 跟骨 跟骨中央三角 骰骨

26. 股骨远端 髌骨 髌下脂体 腓骨头 胫骨近端

27. 股动脉

28. 胫骨后肌腱 趾长屈肌腱 胫神经及胫后血管 踇长屈肌腱

29. 股深动脉 股浅动脉 腘动脉 胫前动脉 胫后动脉

30. 股静脉 腘静脉 胫前静脉 大隐静脉 穿静脉

31. 腘静脉 胫前静脉 腓静脉 胫后静脉

32. 足背动脉 腓深 胫后动、静脉 胫

(三) 单项选择题
【A₁型题】
1. A 2. E 3. E 4. B 5. D 6. A 7. B 8. D 9. D 10. C
11. A 12. B 13. D 14. B 15. E 16. D 17. A 18. C 19. B 20. B
21. C 22. D 23. B 24. C 25. B 26. E 27. C 28. A 29. C 30. B
31. B 32. E 33. A 34. E 35. C 36. E 37. B 38. C 39. B 40. A
41. E 42. B 43. E

【B型题】
44. B 45. D 46. A 47. A 48. D 49. C 50. E 51. A 52. B 53. C
54. E 55. C 56. B 57. C 58. B 59. A 60. B 61. B 62. D 63. C
64. B 65. A 66. B 67. C 68. A 69. B 70. B 71. B 72. A 73. C
74. A

(四) 简答题
1. 试述肘窝的境界和肘窝内的结构。

答:(1)肘窝的境界:肘窝的上界是肱骨内、外上髁的连线,下外侧界为肱桡肌,下内侧界为旋前圆肌,浅面依次为皮肤、浅筋膜、深筋膜及肱二头肌腱膜,深面为肱肌、旋后肌和肘关节囊。

(2)肘窝内的结构:肱二头肌腱居于正中,向尺侧依次为肱血管及其发出的桡、尺血管以及正中神经等,肱动脉分叉处有肘深淋巴结;肌腱外侧有前臂外侧皮神经、桡神经及伴行的桡侧副动脉。

2. 简述腕关节的组成、结构特点和运动形式。

答:(1)组成:由桡骨下端的腕关节面和尺骨头下方的关节盘构成关节窝,手舟骨、月骨和

三角骨的近侧关节面构成关节头。

（2）结构特点：①关节囊宽广而松弛；②关节囊的前后及两侧均有韧带加强。

（3）运动形式：屈、伸、收、展、环转。

3. 请列表描述大腿肌的分群、名称、作用及神经支配。

答：如下表所示。

肌群	名称	作用	神经支配
前群	缝匠肌	屈髋、屈膝，并使已屈的膝关节旋内	股神经
	股四头肌	伸膝关节，股直肌尚可屈髋关节	
内侧群	耻骨肌	使髋关节内收、旋外	闭孔神经、股神经
	长收肌		闭孔神经
	短收肌		
	大收肌		
	股薄肌		
后群	股二头肌	伸髋、屈膝，屈膝时，使小腿旋外	坐骨神经
	半腱肌	伸髋、屈膝，屈膝时，使小腿旋内	
	半膜肌		

4. 简述膝关节经后交叉韧带层面的 MRI 矢状位影像解剖。

答：层面经股骨、胫骨内侧髁外侧份和后交叉韧带。髌骨位于前方，向上连于股四头肌腱，向下连髌韧带，后者附着于胫骨结节。髌骨、髌韧带、胫骨平台、股骨髁之间充满脂肪组织的间隙为髌下脂体。后交叉韧带呈凸面向后的弓形，两端分别附着于股骨、胫骨。层面后方见半膜肌、腓肠肌内侧头、腘肌。

5. 简述腘窝的构成及其内容。

答：（1）构成：腘窝为膝后区的菱形凹陷，上外侧界为股二头肌腱，上内侧界为半腱肌和半膜肌，下内、外侧界分别为腓肠肌的内、外侧头；顶为腘筋膜，底为股骨腘面、膝关节囊后部及腘斜韧带、腘肌及其筋膜。

（2）内容：腘窝内有大量疏松结缔组织，在中线由浅入深依次为胫神经、腘静脉和腘动脉，血管周围有腘深淋巴结，腓总神经在上外侧界沿股二头肌腱下行。

6. 简述腕骨骨化中心出现的时间及其临床意义。

答：腕骨的发生为软骨化骨，头状骨和钩骨在出生后 1 岁左右出现骨化中心，在 X 线片上显示为高密度影。三角骨、月骨、手舟骨、大多角骨、小多角骨和豌豆骨的骨化中心出现的时间分别为 3 岁、4 岁、5 岁、6 岁、7 岁和 8~14 岁。腕骨骨化中心出现的时间及数目对判断青少年的身高有重要意义。

7. 简述股三角影像解剖结构。

答：股三角是位于股部前内侧面的三角形区域。其范围是：上界为腹股沟韧带，内侧界为长收肌内侧缘，外侧界为缝匠肌内侧缘，前壁为阔筋膜，底为髂腰肌、耻骨肌和长收肌。股三角内有股神经、股动脉、股静脉和淋巴结等结构，是临床常用的血管穿刺部位。

（庞　刚　姜　琳　高万春）

第七章 脊 柱 区

一、学 习 目 标

1. 掌握 椎骨、椎间盘的 CT 与 MRI 表现;椎间孔、侧隐窝的构成、位置、毗邻及 CT 与 MRI 表现;脊髓及脊髓被膜的结构及 MRI 表现;颈椎、胸椎、腰椎、骶尾椎的 X 线影像解剖与横断面影像表现;脊柱正中矢状断面的解剖学特点和 MRI 表现。

2. 熟悉 椎骨、椎间盘的结构特点;连结椎骨的主要韧带及 MRI 表现;关节突关节的构成;脊柱区主要动、静脉的来源、名称、走行及分布;腰神经通道的结构特点、狭窄部及临床意义;脊柱旁正中矢状断面的解剖学特点及 MRI 表现。

3. 了解 椎骨的连结;椎旁软组织的配布特点。

二、重点和难点内容

(一) 脊柱区解剖与影像表现特点

1. 椎骨 椎骨由椎体和椎弓构成。椎体和棘突主要由骨松质构成,表面的骨密质较薄;椎弓根、横突和上、下关节突主要由骨密质构成。

在 CT 图像上,骨密质表现为致密、连续的线状或带状影,位于骨的边缘;骨松质表现为细密的网格状影,位于骨的中央部。

在 MRI 图像上,骨密质和骨松质都呈低信号,但前者呈连续、光滑影,后者呈网格状影。骨松质在幼年时主要由红骨髓充填,随年龄增长,逐渐被脂肪组织替代,故在 MRI 图像上,骨松质的信号强度随年龄增长而发生相应变化。

2. 椎骨的连结和椎间孔

(1) 椎骨的连结

1) 椎间盘:由髓核、纤维环、穿通纤维(又称 Sharpey 纤维)和透明软骨终板组成,成人有23个。

髓核位于椎间盘中央偏后,呈半透明凝胶状。纤维环由围绕髓核呈同心环状排列的纤维软骨组成。穿通纤维围绕在椎间盘的最外层。透明软骨终板紧贴于椎体上、下面,构成髓核的上、下界。

在 CT 图像上,椎间盘的密度低于椎体,髓核和纤维环难以区分。在 MRI 图像上,T_1WI 信号较低,不能区分纤维环和髓核;在 T_2WI 上,纤维环呈低信号,髓核为明显的高信号;随着年龄增长,髓核在 T_2WI 上信号逐渐减低。

2) 韧带:连结椎骨的韧带主要包括前纵韧带、后纵韧带、黄韧带、棘间韧带和棘上韧带等。因韧带的含水量较少,故 MRI 呈低信号。在 MRI 图像上,前纵韧带与椎体和椎间盘难以区分,而后纵韧带以一薄层低信号带可与椎体和椎间盘进行区分。未骨化的前、后纵韧带在 CT 图像上表现为软组织密度影。黄韧带较厚,位于相邻椎弓板之间和关节突关节的内侧,在 CT 图像上其密度高于硬脊膜囊及硬膜外脂肪;在 MRI 图像上,黄韧带呈低信号。棘间韧带与棘上韧带在 CT 图像上呈细条状软组织密度影。

3)关节突关节:是由相邻椎骨的上、下关节突构成的滑膜关节,其大小、形态和方位因在脊柱的部位不同而各异。颈椎的关节突关节面近似水平;胸椎的关节突关节面呈冠状位;上位腰椎的关节突关节面近似呈矢状位,而下位腰椎的关节突关节面呈冠状位。在 CT 和 MRI 图像上,常能清晰显示关节腔间隙。

(2)椎间孔:由相邻椎骨的椎上、下切迹共同围成,共 24 对。除第 1 对颈椎间孔外,其他椎间孔的前界为椎体和椎间盘,后界为关节突关节,上、下界分别为相邻椎骨的椎下切迹和椎上切迹。因椎间孔有一定的长度,故也称椎间管。

经脊柱旁正中矢状断面可以显示椎间孔。在经椎弓根的横断面上,脊柱的椎管壁完整,椎骨的前后两部分相连;在经椎间孔的横断面上,椎管壁不完整,椎骨的前、后部断开之处为椎间孔。

椎间孔内主要有脊神经根、血管和脂肪组织。在 CT 图像上,脊神经根呈软组织密度,周围有低密度的脂肪组织包绕;在 MRI 图像上,脊神经根呈圆形或长椭圆形低信号或等信号,走行于高信号的脂肪组织中。

3. 椎管及椎管内容物

(1)椎管:由各椎骨的椎孔连结而成,上起自枕骨大孔,下经骶管终于骶管裂孔。椎管前壁由椎体、间盘和后纵韧带构成,后壁是椎弓板及黄韧带,后外侧壁为关节突关节,两侧壁为椎弓根和椎间孔。在横断面上,脊柱各段椎管的形状及大小存在差异:①颈椎的椎管较宽,多呈三角形,前后径短,横径长。②胸椎的椎管近似圆形。③第 1、2 腰椎处的椎管多呈圆形或卵圆形,横径大于或等于前后径;第 3、4 腰椎处的椎管多呈三角形,横径大于前后径;第 5 腰椎处的椎管多呈三叶形。④骶管的横断面呈三角形,管径自上而下逐渐变小。

侧隐窝位于侧椎管内,是椎管的狭窄部位。其前壁为椎体的后外侧面,后壁由上关节突根部和关节突间部构成,外侧壁为椎弓根的内侧面,内侧以上关节突前内缘为界。腰椎的侧隐窝较明显,内有腰神经根经过。

腰神经根离开硬脊膜囊至椎间管外口需要经过较长的腰神经通道。此通道分为神经根管和椎间管两段。第一段为神经根管,位于椎管的两侧,从腰神经根的硬脊膜囊穿出至椎间管内口。这一段较短,但有几处较狭窄:①盘黄间隙:位于椎间盘与黄韧带之间;②上关节突旁沟:为上关节突内侧缘的浅沟;③侧隐窝:位于椎管的外侧部;④椎弓根下沟:位于椎弓根下缘与椎间盘之间。第二段为椎间管,腰椎间管和腰骶椎间管的前壁为椎体和椎间盘,后壁为上关节突和黄韧带,上、下壁分别为相邻椎骨的椎弓根。腰神经根自内上向外下斜行穿过椎间管。腰椎间管分为上、下两部分,上部有腰神经根、腰动脉椎管内支和椎间静脉上支通过,下部有椎间静脉下支通过,故腰椎间管下部狭窄并不压迫腰神经。

(2)脊髓:位于硬脊膜囊内,呈前后略扁的圆柱形,其各段的外形、横断面内灰质的形态和灰、白质的比例不同。脊髓上端在枕骨大孔处与延髓相连,下段逐渐变细成为脊髓圆锥,于第 1 腰椎椎体下缘(小儿平第 3 腰椎)续为无神经组织的终丝。

在 T_1WI、T_2WI 上,脊髓均呈中等信号。MRI 能显示脊髓横断面的形态,在高分辨横断面 T_2WI 上,脊髓灰质呈蝶形略高信号,位于脊髓中央,白质纤维束呈略低信号;在 T_1WI 上,脊髓的结构显示不清。

（3）脊髓的被膜：脊髓外有 3 层被膜包被，由内向外分别为软脊膜、脊髓蛛网膜和硬脊膜。软脊膜与脊髓蛛网膜之间是蛛网膜下隙，其内充满脑脊液。脑脊液在 T_1WI 上呈低信号，在 T_2WI 上呈高信号。蛛网膜下隙自脊髓下端至第 2 骶椎水平扩大为终池，内有马尾和终丝，在脑脊液的衬托下，马尾呈中等信号条状或圆点状影。脊髓蛛网膜和硬脊膜间的硬膜下隙非常狭窄，CT、MRI 和脊髓造影不能显影。硬脊膜于椎管内包裹脊髓，形成长筒状的硬脊膜囊，硬脊膜上端附着于枕骨大孔，下端以盲端终于第 2 骶椎，CT、MRI 常能显示硬脊膜囊。硬脊膜与椎管骨膜之间为硬膜外隙，内有椎内静脉丛、脂肪、淋巴管，以及脊神经根及伴行的根动、静脉。硬膜外脂肪在 CT 图像上呈低密度区，在 MRI T_1WI 图像上呈高信号，对硬脊膜囊及神经根的显示有较好的对比作用。

4. 椎旁软组织　椎旁软组织主要位于脊柱的后方和两侧，由浅入深有皮肤、浅筋膜、深筋膜、肌层及血管、神经等软组织。骨骼肌在 T_1WI、T_2WI 上分别呈低信号和中低信号。浅筋膜因含有脂肪组织，在 T_1WI 和 T_2WI 上呈中高信号，与低信号的骨骼肌形成对比。CT 上的椎旁骨骼肌表现为软组织密度影，其间含有低密度的脂肪组织。

（二）脊柱区影像解剖

1. X 线影像解剖

（1）颈椎：在张口位片上，枢椎齿突位于正中，其两侧为寰椎侧块，两侧的关节间隙对称等宽。

在正位片上，第 3~7 颈椎椎体呈鞍形，自上而下逐渐增大。椎体上缘两侧端可见斜向内的钩突，与上位椎体下缘两侧端的斜坡样唇缘形成钩椎关节（Luschka 关节）。椎间隙为弧形低密度影。椎弓根投影于椎体侧外方，呈圆形致密影。椎体与椎弓根侧方为横突影像。棘突投影于椎体中央偏下方。

在侧位片上，椎体排列整齐，形成前凸的颈曲，自前向后，椎体前缘、椎体后缘、棘突椎弓板线和棘突后线形成 4 条连续的弧线。枢椎椎体的上方为齿突，齿突的前方为寰椎前弓的前结节。椎体间的椎间隙呈横行透亮带，关节突关节呈由前上向后下走行的透明影，其前方为上关节突，后方为下关节突。第 2 颈椎棘突宽大，第 7 颈椎棘突最长，可作为椎体计数的标志。

在斜位片上，椎间孔呈卵圆形透亮影，边缘清晰。

（2）胸椎：在正位片上，胸椎椎体从上至下逐渐增大，上段胸椎近似颈椎，下段胸椎近似腰椎。椎体后部有一对肋凹与肋骨头相接，形成肋头关节。由于胸骨的遮挡，上部胸椎于正位片上显示欠清。左侧椎旁可见胸椎旁线影。

在侧位片上，正常胸椎呈生理性后凸，胸椎间隙较窄，有向下逐渐增宽的趋势。胸椎椎间孔常在侧位上显示，在椎间孔的后方可见到纵行的关节突关节间隙。棘突呈叠瓦状排列斜向后下方。

（3）腰椎：在正位片上，腰椎椎体呈长方形，自上向下依次增大；椎体两侧为横突影，通常第 1、2 腰椎横突较短，第 3 腰椎横突最长，第 4 腰椎横突略上翘，第 5 腰椎横突最宽；椎体两侧可见椭圆形环状致密影，为椎弓根的投影。在椎弓根的上、下方为上、下关节突，上关节突在外侧，下关节突在内侧，其形成的关节突关节间隙呈纵行透亮影。棘突呈水滴状投影于椎体中线上。

在侧位片上,正常腰椎呈生理性前凸。椎间隙呈横行透亮影;椎体后方的椎管呈纵行的透亮区;相邻椎弓根的上、下切迹构成的椎间孔呈圆形透亮影;关节突关节间隙呈斜行透亮影;棘突影呈长方形,一般显影较淡。腰椎斜位片椎弓峡部显示最清晰。

（4）骶椎和尾椎:在正位片上,5 个骶椎融合成 1 块骶骨,骶骨两侧的耳状关节面与髂骨构成骶髂关节,两侧骶髂关节间隙清晰、对称。尾椎一般有 3~4 个,其中第 1 尾椎较大,与骶骨构成骶尾关节,其关节间隙可以显示。

在侧位片上,骶椎形成呈生理性后凸的骶曲,骶尾骨前缘光滑连续,第 1 骶椎前上缘明显前突称骶骨岬。骶骨上缘延长线与水平线形成的夹角称腰骶角。

2. CT 和 MRI 影像解剖

（1）颈椎横断面:寰枢关节由寰枢正中关节和左、右寰枢外侧关节构成。除寰椎和枢椎外,其他颈椎的椎骨均由椎体、椎弓、棘突、横突及上、下关节突构成;在第 3~7 颈椎椎体的上面两侧缘各有一向上突起的椎体钩,下面两侧缘的相对应部位有斜坡样的唇缘;椎体钩与上位椎体的唇缘相接则形成钩椎关节。第 3~7 颈椎椎体自上而下依次增大,断面呈卵圆形,其前后缘略平直或凹陷;由于生理性颈曲前凸的解剖特点,在部分靠近椎间盘的横断面内可同时出现上节椎体前下缘、椎间盘和下节椎体后上缘。颈椎椎弓根短,与矢状断面约成 45° 角。两侧横突略短而宽,根部各有一类圆形的横突孔,内有椎动、静脉通过。关节突关节近似水平位,其中上关节突位于前方,关节面朝向后上;下关节突位于后方,关节面朝向前下。椎管呈近似三角形,其前后径不小于 12mm。

（2）胸椎横断面:胸椎椎体呈心形,前后径和横径近似相等,后缘前凹。胸椎椎间盘比颈、腰椎椎间盘薄,自上而下逐渐增厚。椎间盘大小与椎体相近。肋骨头可作为显示椎间盘的重要标志。由于生理性胸椎后凸的解剖特点,在部分靠近椎间盘的横断面内可同时出现椎间盘和上、下两个椎体断面。关节突关节近似冠状位,其中上关节突位于前方,关节面朝后;下关节突位于后方,关节面朝前。棘突斜向后下,呈叠瓦状排列。椎管断面呈圆形,前后径和横径基本相等,前后径为 14~15mm。脊髓多呈圆形,位于硬脊膜囊内。第 1~12 对胸神经经相同序数椎骨下方的椎间孔上部出入椎管,因胸髓节段高于同序数椎体,故脊神经根在蛛网膜下隙内下降 2~3 个椎体后通过相应椎间孔。椎间孔的前壁为椎体、椎间盘后外缘,后壁为关节突关节。

（3）腰椎、骶椎横断面:腰椎椎体呈肾形。腰椎椎间盘的大小、形态与相邻椎体相似,其后缘略内凹;至第 4、5 腰椎,椎间盘后缘又变为平直,而第 5 腰椎与第 1 骶椎间椎间盘向后方轻度膨隆。关节突关节近似矢状位,其中上关节突位于外侧,下关节突位于内侧。椎弓板短宽且厚,棘突呈板状水平后伸。腰段椎管断面形态各异:第 1、2 腰椎的椎管断面多呈圆形或椭圆形,越往下越近似于三角形;第 3、4 腰椎的椎管断面呈三角形;第 5 腰椎的椎管断面呈三叶草状。腰、骶段椎管的侧隐窝比较明显,以第 5 腰椎和第 1 骶椎处最为明显。椎管内容纳硬脊膜囊和脊髓等结构。

骶骨由 5 块骶椎融合而成,骶骨底前缘的突出部分为骶骨岬,自岬向后外侧的突出部分为骶翼,与外侧的髂骨翼形成骶髂关节。骶骨的前、后面分别有骶前、后孔,与骶管相通,骶前、后孔内分别有骶神经前支、后支通过。第 1 骶椎的骶管断面呈三角形,自第 2 骶椎水平向下骶管逐渐变小、变扁。

（4）脊柱正中矢状断面:枕骨大孔前、后缘下方分别可见第 1 颈椎（即寰椎）前、后弓的矢状断面,呈圆形。第 2 颈椎（即枢椎）有一向上的指状突起,为齿突,其与寰椎前弓前结节之间间隙的宽度改变是判断寰枢关节半脱位的重要指标之一。第 3~7 颈椎椎体逐渐增大。颈椎椎间盘后缘平直,前高大于后高,参与构成颈椎生理性前凸。第 1~3 颈椎段的椎管呈漏斗状;第 4~7 颈椎段的椎管管径大小基本相等。椎管的中央为脊髓,第 5~6 颈椎椎体节段的脊髓形成颈膨大。棘突长短不一,呈叠瓦状斜向后下方。

胸椎椎体略呈长方形,自上而下逐渐增大,并与胸椎椎间盘共同构成向后凸的生理性胸曲,其后凸尖约位于第 6~9 胸椎。椎间盘自上而下逐渐增厚,形态与相邻椎体相似。脊髓位于椎管内,其弯曲与胸曲一致,脊髓约在第 12 胸椎处形成腰骶膨大,然后迅速缩小为脊髓圆锥。棘突较长,呈叠瓦状排列。

腰椎椎体呈长方形或方形。椎间盘自上而下逐渐增厚,且前部比后部厚,参与构成向前凸的生理性腰曲,最凸处位于第 3~4 腰椎。棘突近似长方形,水平伸向后下方。骶尾段由骶骨和尾骨构成,并形成向后凸的骶曲。成年人在第 1 腰椎椎体下缘水平的硬脊膜囊内有脊髓圆锥,新生儿脊髓圆锥可以平第 3 腰椎水平;自此以下至第 2~3 骶椎,硬脊膜囊内主要为马尾和终丝等结构。

（5）脊柱旁正中矢状断面:脊柱前部为椎体和椎间盘,中部为椎间孔和椎弓根,后部为关节突、椎弓峡部和椎旁肌等。椎间孔位于相邻椎弓根的椎上、下切迹之间。

颈椎椎间孔呈椭圆形或卵圆形,颈神经通常位于椎间孔下部,其余间隙由血管、淋巴管和脂肪组织占据。胸椎椎间孔呈卵圆形,纵径大于前后径,上部宽于下部,前壁为椎体和椎间盘外侧部后缘,后壁为关节突关节,第 1~12 对胸神经穿同序数椎骨下方的椎间孔上部进出椎管,而椎间血管主要通过椎间孔下部出入。腰椎椎间孔呈卵圆形,分为上、下两部,上部宽,有腰神经根、腰动脉脊支和椎间静脉上支通过。腰神经根通过同序数腰椎下方的椎间孔,呈圆形或椭圆形,直径为 2~3mm。

3. 脊神经影像解剖 脊神经共 31 对。近年来无创的 MR 脊髓成像（MRM）和 MR 神经成像（MRN）替代脊髓造影术,在显示脊髓及神经根的精细解剖方面应用增多。MRN 可以采用很多序列进行扫描,包括三维自旋回波序列结合短时反转恢复序列（3D-STIR-TSE）、背景抑制的(全身)弥散序列（DWIBS）、选择性水激发技术（PROSET）、弥散张量成像（DTI）等,3D-STIR-TSE 目前是周围神经成像的首选序列。臂丛 MRN 的首选序列是 3D-STIR-TSE,在 3D-STIR-TSE 序列上,神经束呈高信号。腰骶丛神经 MRN 较多采用 3D PROSET（V PROSET）,在 V PROSET 的图像上,腰骶丛神经呈束状高信号,脊神经节显示清楚,呈椭圆形的膨大。腰骶丛神经 MRM 上神经根鞘为硬脊膜囊旁的高信号突起影。

（三）脊柱区血管影像解剖

1. 脊柱区动脉 项区的动脉主要来自枕动脉、颈浅动脉、肩胛背动脉和椎动脉。胸背区的动脉主要来自肋间后动脉、肩胛背动脉和胸背动脉。腰区的动脉主要来自腰动脉。骶、尾部的动脉主要来自臀上动脉和臀下动脉。脊髓的动脉主要有两个来源,即椎动脉和节段性动脉发出的根动脉。椎动脉发出的脊髓前动脉和脊髓后动脉在下行过程中,不断得到节段性动脉,包括椎动脉、颈升动脉、甲状腺下动脉、肋间后动脉和腰动脉等脊支发出的根动脉的补充。

2. 脊柱区静脉 脊柱区的深静脉多与动脉伴行。脊柱静脉丛从前到后主要包括椎外前静脉丛、椎体静脉、椎内静脉丛、椎外后静脉丛。其中椎外前静脉丛和椎外后静脉丛走行于椎体外部,椎体静脉走行于椎体内,椎内静脉丛走行于椎管内。在 CT 或 MRI 平扫图像上部分静脉可以显影,临床上常行增强扫描以便与周围结构区分。在高分辨力 CT 平扫图像上,一般椎内静脉丛前部可显影,常每侧一对,但常出现在下位腰段和骶段。椎体静脉位于椎体的骨松质内,较粗大,高分辨力 CT 扫描中,在椎体的中份(尤其是在腰椎)常可见到其形成的椎静脉管影像,表现为一个长裂、树状或 Y 形的低密度影,易被误诊为骨折、骨质疏松或其他异常。在 MRI 平扫和增强扫描中,脊柱静脉大部分可显影观察。

三、习　　题

(一) 名词解释

1. 钩椎关节
2. 椎间管
3. 盘黄间隙
4. 侧隐窝
5. 腰神经通道
6. 神经根管
7. 关节突关节
8. 椎静脉管
9. 腰骶角

(二) 填空题

1. 成人脊柱分为_____、_____、_____和_____4 个生理弯曲。

2. 成人脊柱由_____块椎骨、1 块骶骨和 1 块尾骨借椎间盘、关节、韧带连结而成,椎骨分为颈椎_____块、胸椎_____块和腰椎_____块。

3. 脊髓可分为_____个节段,其中颈髓为_____个节段,胸髓为_____个节段,腰髓为_____个节段,骶髓为_____个节段,尾髓为_____个节段。

4. 连结椎骨的韧带主要包括_____、_____、_____、_____及_____等。在 MRI 图像上,_____与椎体和椎间盘难以区分,而_____以一薄层低信号带可与椎体和椎间盘进行区分。

5. 关节突关节是由相邻椎骨的_____、_____构成的滑膜关节。颈椎的关节突关节面近似_____位;胸椎的关节突关节面呈_____;腰椎的关节突关节面多呈_____。

6. 侧隐窝是椎管的狭窄部位,腰骶部最明显的侧隐窝位于第_____椎和第_____椎,其矢状径正常值为_____mm,若小于_____mm 应考虑侧隐窝狭窄。

7. 腰神经根离开_____至_____需要经过较长的腰神经通道。此通道分为_____和_____两段。

8. 神经根管的狭窄处有_____、_____、_____和_____,这些部位的结构异常可压迫腰神经根。

9. CT 上椎静脉管的识别特征为_____、_____、_____和_____等。

10. 连接相邻两个椎弓板间的韧带称_____,外侧与关节突关节的_____融合,正常厚度为_____。

11. 椎间孔位于相邻_____之间,共_____对。经_____矢状断面可完全显示椎间孔,经_____横断面和经_____横断面仅能显示其前、后界。

12. 椎间孔的前界为_____和_____,后界为_____,上、下界分别为相邻椎骨的_____和_____。

13. 椎管前壁由_____、_____和_____构成,后壁为_____、_____,后外侧壁为_____,两侧壁为_____和_____。

14. 在经_____的横断面上,脊柱的椎管壁完整;在经_____的横断面上,椎管壁不完整。

15. 在横断面上:颈椎的椎管较宽,多呈_____形,前后径_____,横径_____;胸椎椎管近似_____形;第1、2腰椎处的椎管多呈_____或_____形,第3、4腰椎处的椎管多呈_____形,第5腰椎处的椎管多呈_____形。

16. 脊髓位于_____内,脊髓上端在_____处与延髓相连,成人于_____椎体下缘续为无神经组织的终丝。在MRI上脊髓呈_____信号。

17. 脊髓外有三层被膜包被,由内向外分别为_____、_____和_____。脑脊液位于_____。脑脊液在T_1WI上呈_____,在T_2WI上呈_____。终池内有_____和_____。

18. _____与_____之间为硬膜外隙,内有椎内静脉丛、脂肪、淋巴管,以及脊神经根及伴行的根动、静脉。硬膜外脂肪在CT图像上呈_____,在T_1WI上呈_____。

19. 在高分辨力CT扫描中,椎体静脉常见于_____中部,通常表现为一个_____、_____或_____的低密度影,易被误认为骨折、骨质疏松或其他异常。

20. 在腰椎X线正位片上,椎体影两侧的椭圆形环状致密影为_____的投影,椎体两侧向外的突起影为_____。

21. 颈、胸椎的小关节在X线_____位片上可清楚显示,腰椎的小关节则在_____位片上可清楚显示。腰椎斜位可清晰显示椎弓_____部骨质的连续情况。

22. 颈椎冠状断面可显示_____对应关系,正常枢椎齿突_____,其与寰椎_____间隙对称、等宽。

23. 颈段的关节突关节面呈近似_____位,在横断面上,上关节突位于_____,下关节突位于_____。

24. 图7-1所标示的结构为:①_____;②_____;③_____;④_____;⑤_____;⑥_____;⑦_____;⑧_____;⑨_____;⑩_____。

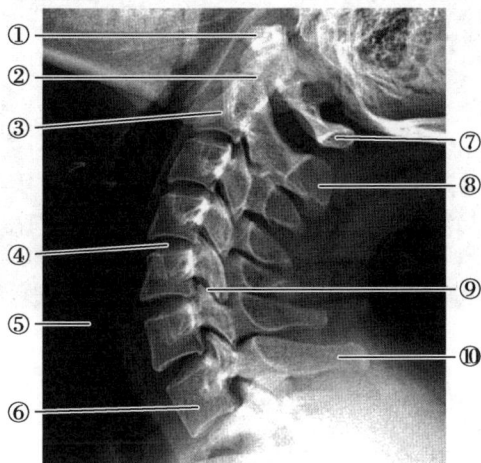

图7-1 第24题

25. 图7-2所标示的结构为:①_____;②_____;③_____;④_____;

⑤_____;⑥_____;⑦_____;⑧_____;⑨_____;⑩_____。

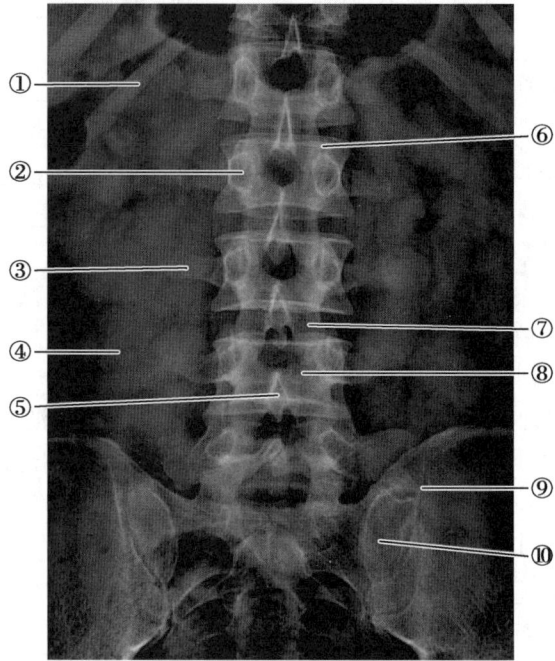

图 7-2　第 25 题

26. 图 7-3 所标示的结构为：①_____;②_____;③_____;④_____;⑤_____;
⑥_____;⑦_____;⑧_____;⑨_____;⑩_____。

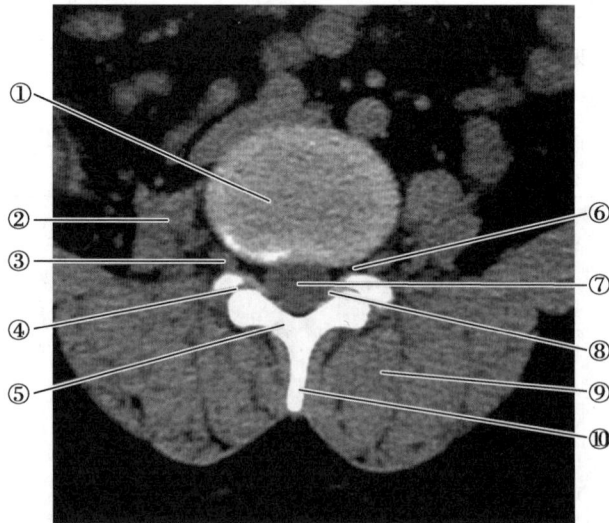

图 7-3　第 26 题

27. 图 7-4 所标示的结构为：①_____;②_____;③_____;④_____;⑤_____;
⑥_____;⑦_____;⑧_____;⑨_____。

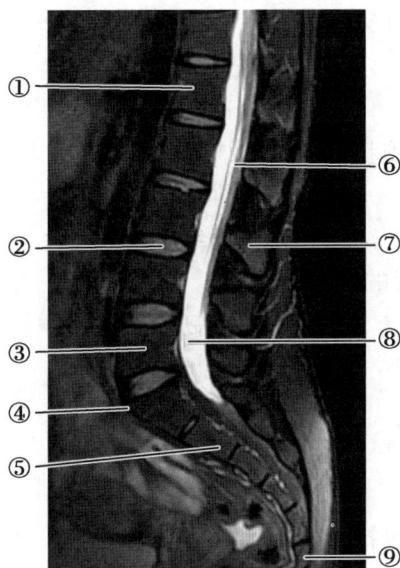

图 7-4　第 27 题

（三）单项选择题

【A₁型题】

1. 两侧髂嵴最高点的连线平对
   A. 第 1 腰椎棘突 　　　　　　　　B. 第 2 腰椎棘突
   C. 第 3 腰椎棘突 　　　　　　　　D. 第 4 腰椎棘突
   E. 第 5 腰椎棘突

2. 两侧肩胛下角的连线平对
   A. 第 1 胸椎棘突 　　　　　　　　B. 第 2 胸椎棘突
   C. 第 6 胸椎棘突 　　　　　　　　D. 第 7 胸椎棘突
   E. 第 1 腰椎棘突

3. 椎骨的骨密质
   A. 位于骨的中央 　　　　　　　　B. 有骨髓充填
   C. 在 T_1WI 上呈低信号 　　　　D. 在 T_2WI 上呈高信号
   E. 在 CT 上呈致密的网格状影,边缘清楚

4. 人体椎间盘的数目为
   A. 21 个 　　　　B. 22 个 　　　　C. 23 个
   D. 24 个 　　　　E. 25 个

5. 构成椎间盘的结构**不包括**
   A. 髓核 　　　　B. 纤维环 　　　　C. 透明软骨终板
   D. 穿通纤维 　　E. 脊髓

6. 在矢状断面 T_2WI 上表现为高信号的椎间盘结构是
   A. 髓核 　　　　　　　　　　　　B. 纤维环
   C. 上透明软骨终板 　　　　　　　D. 下透明软骨终板
   E. 穿通纤维

7. 属于椎间盘最外层的环形纤维的是
   A. 髓核　　　　　　　　B. 纤维环　　　　　　　　C. 前纵韧带
   D. 后纵韧带　　　　　　E. 穿通纤维

8. 椎间盘内呈半透明、凝胶状易突出的结构是
   A. 髓核　　　　　　　　B. 纤维环　　　　　　　　C. 透明软骨终板
   D. 终丝　　　　　　　　E. 穿通纤维

9. 在脊柱横断面上呈 V 形的韧带为
   A. 棘间韧带　　　　　　B. 棘上韧带　　　　　　　C. 黄韧带
   D. 前纵韧带　　　　　　E. 后纵韧带

10. 成人脊髓下端平对
   A. 第 12 胸椎　　　　　B. 第 1 腰椎　　　　　　　C. 第 2 腰椎
   D. 第 3 腰椎　　　　　　E. 第 4 腰椎

11. 神经根管的狭窄部**不包括**
   A. 盘黄间隙　　　　　　　　　　B. 侧隐窝
   C. 椎间管　　　　　　　　　　　D. 椎弓根下沟
   E. 上关节突旁沟

12. 棘突较长,可作为计数椎骨的标志的是
   A. 第 3 颈椎　　　　　　B. 第 4 颈椎　　　　　　　C. 第 5 颈椎
   D. 第 6 颈椎　　　　　　E. 第 7 颈椎

13. 寰椎结构**不包括**
   A. 前弓　　　　　　　　B. 后弓　　　　　　　　　C. 前结节
   D. 椎体　　　　　　　　E. 侧块

14. 硬膜外隙的填充结构**不包括**
   A. 疏松结缔组织　　　　B. 脂肪　　　　　　　　　C. 致密结缔组织
   D. 静脉丛　　　　　　　E. 小动脉

15. 椎体附件**不包括**
   A. 椎弓板　　　　　　　B. 棘突　　　　　　　　　C. 韧带
   D. 横突　　　　　　　　E. 椎弓

16. 围成椎孔的是
   A. 上、下相邻的椎弓根　　　　　B. 椎弓根和椎弓板
   C. 上、下相邻的棘突　　　　　　D. 椎体和椎弓
   E. 上、下相邻的椎弓

17. 属于胸椎的特点的是
   A. 横突上有横突孔　　　　　　　B. 椎体侧方有肋凹
   C. 棘突水平向后伸　　　　　　　D. 棘突分叉
   E. 上、下关节突间的关节面基本呈水平位

18. 关于胸部横断面的解剖特点,描述正确的是
   A. 椎管大致为三角形　　　　　　B. 肋头的位置基本平行于椎间盘
   C. 横突上有一条脊神经沟　　　　D. 前纵韧带明显

E. 关节突关节的关节面接近水平位

19. 识别脊柱颈段的经椎弓根横断面的主要特征是
    A. 椎管呈不完整的骨性环　　　　　　B. 椎体呈椭圆形
    C. 横突孔内有椎动、静脉通过　　　　D. 棘突末端分叉
    E. 椎管呈完整的骨性环

20. 关于脊柱的韧带,描述**错误**的是
    A. 在 T_1WI 上呈低信号
    B. 在 T_2WI 上呈高信号
    C. 前、后纵韧带较薄,在 CT 上常不能单独显示
    D. 在 CT 上黄韧带的密度高于硬脊膜囊和硬膜外脂肪
    E. 在 MRI 上棘上韧带和棘间韧带呈分散束状低信号

21. 关于椎内静脉丛的影像解剖,描述**错误**的是
    A. 位于硬膜外隙内　　　　　　　　　B. 位于蛛网膜下隙内
    C. 走行于椎管内　　　　　　　　　　D. 增强扫描有强化,呈点状高密度影
    E. 在 T_2WI 上常呈高信号

22. 关于脑脊液,描述**错误**的是
    A. 位于蛛网膜下隙内　　　　　　　　B. 位于终池内
    C. 在 T_1WI 上呈低信号　　　　　　D. 在 T_2WI 上呈高信号
    E. CT 平扫均能清晰区分脑脊液与脊髓

23. 显示椎间孔的完整边界的是
    A. 经椎弓根的横断面　　　　　　　　B. 经椎体下份的横断面
    C. 经椎间盘的横断面　　　　　　　　D. 脊柱正中矢状断面
    E. 脊柱旁正中矢状断面

24. 显示椎间孔上份的是
    A. 经椎弓根的横断面　　　　　　　　B. 经椎体下份的横断面
    C. 经椎间盘的横断面　　　　　　　　D. 脊柱正中矢状断面
    E. 脊柱旁正中矢状断面

25. 显示椎间孔下份的是
    A. 经椎弓根的横断面　　　　　　　　B. 经椎体下份的横断面
    C. 经椎间盘的横断面　　　　　　　　D. 脊柱正中矢状断面
    E. 脊柱旁正中矢状断面

26. 椎管横断面呈三叶草状可见于脊柱
    A. 颈段　　　　　　　B. 上胸段　　　　　　C. 下胸段
    D. 第 1 腰椎　　　　　E. 第 5 腰椎

27. 在横断面上呈卵圆形的椎体是
    A. 颈椎　　　　　　　B. 胸椎　　　　　　　C. 腰椎
    D. 骶椎　　　　　　　E. 尾椎

28. 椎体钩常见于
    A. 第 1~7 颈椎　　　　B. 第 2~7 颈椎　　　C. 第 2~6 颈椎

D. 第 3~7 颈椎   E. 第 3~6 颈椎

29. 正位 X 线片上,椎体影内两侧的椭圆形环状致密影为
     A. 横突   B. 椎弓根   C. 椎弓板
     D. 棘突   E. 椎间孔

30. 在颈椎横断面上**不能**显示的结构是
     A. 脊髓圆锥   B. 椎体钩
     C. 横突孔   D. 脊神经根
     E. 呈水平位的关节突关节

31. 在横断面上,颈段椎管前后径的最宽处位于
     A. 寰椎   B. 枢椎
     C. 第 3 颈椎   D. 第 5 颈椎
     E. 第 7 颈椎

32. 经椎弓根的 CT 或 MRI 横断面上,围成椎管的是
     A. 上、下相邻的椎弓根   B. 椎弓根和椎弓板
     C. 上、下相邻的棘突   D. 椎体、椎弓根和椎弓板
     E. 上、下相邻的椎弓

33. 脊柱 X 线平片**不能**显示的结构是
     A. 关节突关节   B. 脊髓
     C. 椎弓根   D. 椎弓板
     E. 横突

34. 能更好地显示枢椎齿突与寰椎两侧块的对应关系的 X 线平片是
     A. 颈椎侧位片   B. 颈椎正位片
     C. 颈椎张口位片   D. 颈椎斜位片
     E. 颈椎动力位片

35. 腰椎侧隐窝狭窄时,侧隐窝的矢状径小于
     A. 1mm   B. 2mm   C. 3mm
     D. 4mm   E. 5mm

36. 横突孔出现在
     A. 颈椎   B. 胸椎
     C. 腰椎   D. 骶椎
     E. 尾椎

37. 关于脊柱各段椎间盘的高度(第 5 腰椎、第 1 骶椎间椎间盘除外),描述正确的是
     A. 颈椎最小,胸椎次之,腰椎最大
     B. 颈椎最大,胸椎次之,腰椎最小
     C. 胸椎最小,颈椎次之,腰椎最大
     D. 腰椎最小,颈椎次之,胸椎最大
     E. 颈椎、胸椎、腰椎高度基本相等

38. 前后径是评价颈段椎管的重要指标,椎管狭窄时,其前后径小于
     A. 12mm   B. 16mm   C. 18mm
     D. 21mm   E. 27mm

39. 脊髓形成的颈膨大位于颈椎的
    A. 第 2~4 椎体节段　　　　　　　　　B. 第 3~4 椎体节段
    C. 第 4~5 椎体节段　　　　　　　　　D. 第 5~6 椎体节段
    E. 第 6~7 椎体节段

40. 臂丛 MRN 首选的序列、此序列上神经束所呈信号分别为
    A. 3D-STIR-TSE,高信号　　　　　　　B. 3D-STIR-TSE,低信号
    C. DWIBS,高信号　　　　　　　　　　D. DWIBS,低信号
    E. PROSET,低信号

【A₂ 型题】

41. 患者男,42 岁。下肢感觉减退 2 年,症状加重 1 周。考虑为椎管内占位,为进一步明确诊断,首选的影像检查方法是
    A. X 线　　　　　　　　　　　　　　　B. CT
    C. MRI　　　　　　　　　　　　　　　D. CTA
    E. DSA

42. 患者女,76 岁。外伤后腰部疼痛不适,行腰椎 CT 检查,椎管后壁骨质可见透亮线影,考虑为骨折,最可能的骨折部位是
    A. 椎体　　　　　　　　　　　　　　　B. 横突
    C. 椎弓根　　　　　　　　　　　　　　D. 椎弓板
    E. 齿突

43. 患者男,62 岁。结肠癌术后 3 年,腰椎正位 X 线片提示第 3 腰椎椎体影的两侧椭圆形环状致密影消失,考虑为骨转移瘤,最可能被破坏的椎骨结构是
    A. 上关节突　　　　　　　　　　　　　B. 下关节突
    C. 椎弓根　　　　　　　　　　　　　　D. 棘突
    E. 椎弓板

44. 患者男,26 岁。高坠伤后昏迷,行颈椎 CT 检查发现第 3 颈椎椎体及右侧椎弓根可见透亮线影,累及横突孔,相应层面椎管狭窄,考虑为爆裂骨折,最可能的损伤结构为
    A. 椎动脉 V₁ 段,颈髓　　　　　　　　B. 椎动脉 V₂ 段,颈髓
    C. 椎动脉 V₃ 段,颈髓　　　　　　　　D. 椎动脉 V₄ 段,颈髓
    E. 椎动脉 V₂ 段,延髓

【B 型题】

(45~48 题共用备选答案)
    A. 前纵韧带　　　　　　　　　　　　　B. 后纵韧带
    C. 黄韧带　　　　　　　　　　　　　　D. 棘间韧带
    E. 棘上韧带

45. 附着于椎体和椎间盘后方的韧带是

46. 附着于椎体和椎间盘前方的韧带是

47. 连结相邻两个椎弓板的韧带是

48. 连结相邻棘突的韧带是

(49~50 题共用备选答案)
    A. 上关节突　　　　　　　　　　　　　B. 下关节突

    C. 横突   D. 棘突

    E. 齿突

49. 参与构成寰枢关节的椎骨结构是

50. 位于椎管后方呈叠瓦状排列的椎骨结构是

（51~53 题共用备选答案）

    A. 脊髓蛛网膜   B. 软脊膜

    C. 硬脊膜   D. 蛛网膜下隙

    E. 硬膜外隙

51. 紧贴于脊髓表面的被膜是

52. 由致密结缔组织构成的厚而坚韧的被膜是

53. 充满脑脊液的脊髓被膜间的间隙是

（54~57 题共用备选答案）

    A. V_1 段   B. V_2 段

    C. V_3 段   D. V_4 段

    E. V_5 段

54. 椎动脉出第 1 颈椎横突孔至进入枕骨大孔前的部分为

55. 椎动脉穿行于颈椎横突孔内的部分为

56. 椎动脉经枕骨大孔入颅至汇入基底动脉的部分为

57. 椎动脉起始部至第 6 颈椎横突孔前的部分为

（58~61 题共用备选答案）

    A. 腰动脉   B. 颈内动脉

    C. 椎动脉   D. 臀上、下动脉

    E. 肋间后动脉

58. 颈椎的血供主要来自

59. 胸椎的血供主要来自

60. 腰椎的血供主要来自

61. 骶尾椎的血供主要来自

（62~64 题共用备选答案）

    A. 三角形   B. 肾形

    C. 圆形   D. 卵圆形

    E. 心形

62. 第 3~7 颈椎 CT 横断面呈

63. 胸椎中部椎体 CT 横断面呈

64. 腰椎椎体 CT 横断面呈

（四）简答题

1. 简述硬脊膜囊的构成及其与脊髓的 CT 表现特点。

2. 简述侧隐窝的位置、构成及临床意义。

3. 简述神经根管的结构特点及临床意义。

4. 简述腰椎 X 线影像解剖特点。

5. 简述 MRI 图像上椎间盘信号特点。

6. 试述横断面上脊柱区结构的 CT 表现特点。

7. 试述关节突关节的 CT 横断面解剖特点。

8. 试述脊柱正中矢状断面的影像解剖特点。

9. 试述 MRI 图像上椎体的信号特点。

10. 简述 CT 或 MRI 横断面图像上各段椎管的形态特点。

11. 简述脊髓动脉的来源。

四、参 考 答 案

(一) 名词解释

1. 钩椎关节:又称 Luschka 关节,是由第 3~7 颈椎椎体上面侧缘向上突起的椎体钩与上位椎体下面侧方的斜坡样唇缘构成的关节。钩椎关节的后外侧为颈神经根,外侧为椎动、静脉,关节肥大和骨质增生可导致神经根和血管受压。

2. 椎间管:又称椎间孔,由相邻椎骨的椎上、下切迹共同围成。其内主要有脊神经根和血管、脂肪组织填充。

3. 盘黄间隙:是位于椎间盘与黄韧带之间的空隙,在椎间管内口处较小,尤其在下位腰椎处更明显,是神经根管上的一个狭窄之处。

4. 侧隐窝:侧隐窝位于侧椎管内,腰骶段椎骨的侧隐窝较明显,是椎管的最狭窄处,也是神经根管上的一个狭窄之处,狭窄后易压迫脊神经根。

5. 腰神经通道:腰神经根从离开硬脊膜囊至椎间管外口需要经过一条较长的骨性纤维通道,该通道称为腰神经通道。腰神经通道可分为神经根管和椎间管两段,此通道上任何部位出现病变均可引起腰腿痛。

6. 神经根管:是腰神经根从硬脊膜囊穿出处至椎间管内口之间的通道。这一段有几处较狭窄,即盘黄间隙、上关节突旁沟、侧隐窝及椎弓根下沟,可使脊神经根在走行中发生卡压。

7. 关节突关节:由上节椎体的下关节突与下节椎体的上关节突构成,关节突关节参与构成椎管和椎间孔的后壁,前方与脊髓和脊神经相邻,关节突关节的退变可压迫脊髓或脊神经根。

8. 椎静脉管:椎体静脉位于椎体的骨松质内,较粗大,高分辨力 CT 扫描中,在椎体的中份(尤其是在腰椎),常可见到其形成的椎静脉管影像,表现为一个长裂、树状或 Y 形低密度影。这些形状的低密度影,易被误诊为骨折、骨质疏松或其他异常。

9. 腰骶角:骶骨上缘延长线与水平线形成的夹角称腰骶角,国人正常值为 29.5°,角度增大为脊柱不稳的表现。

(二) 填空题

1. 颈曲 胸曲 腰曲 骶曲

2. 24 7 12 5

3. 31 8 12 5 5 1

4. 前纵韧带 后纵韧带 黄韧带 棘间韧带 棘上韧带 前纵韧带 后纵韧带

5. 上关节突 下关节突 水平 冠状位 矢状位

6. 5 腰 1 骶 3~5 3

7. 硬脊膜囊 椎间管外口 神经根管 椎间管

8. 盘黄间隙 上关节突旁沟 侧隐窝 椎弓根下沟

9. 具有清晰的骨壁　缺乏在多个连续层面上的延伸　无移位　主要位于椎体中份层面

10. 黄韧带　关节囊　2~4mm

11. 椎上、下切迹　24　脊柱旁正中　椎体下份　椎间盘

12. 椎体　椎间盘　关节突关节　椎下切迹　椎上切迹

13. 椎体　椎间盘　后纵韧带　椎弓板　黄韧带　关节突关节　椎弓根　椎间孔

14. 椎弓根　椎间孔

15. 三角　短　长　圆　圆　椭圆　三角　三叶草状

16. 硬脊膜囊　枕骨大孔　第1腰椎　中等

17. 软脊膜　脊髓蛛网膜　硬脊膜　蛛网膜下隙　低信号　高信号　马尾　终丝

18. 硬脊膜　椎骨壁　低密度区　高信号

19. 椎体　长裂　树状　Y形

20. 椎弓根　横突

21. 侧　正　峡

22. 寰、枢椎　居中　两侧块

23. 水平　前方　后方

24. 寰椎前弓　枢椎齿突　枢椎椎体　第4、5颈椎椎间隙　气管　第7颈椎椎体　寰椎后弓　枢椎棘突　关节突关节　第7颈椎棘突

25. 右第12肋骨　第2腰椎椎弓根　第3腰椎右侧横突　腰大肌　第4腰椎棘突　关节突关节　第3、4腰椎椎间隙　第4腰椎椎体　骶髂关节　骶骨

26. 腰椎椎间盘　腰大肌　腰神经根　关节突关节　椎弓板　椎间孔　硬脊膜囊　黄韧带　竖脊肌　棘突

27. 第1腰椎椎体　第3、4腰椎间椎间盘　第5腰椎椎体　骶骨岬　第2骶椎　马尾　第3腰椎棘突　蛛网膜下隙(终池)　尾骨

（三）单项选择题

【A₁型题】

1. D	2. D	3. C	4. C	5. E	6. A	7. E	8. A	9. C	10. B
11. C	12. E	13. D	14. C	15. C	16. D	17. B	18. B	19. E	20. B
21. B	22. E	23. E	24. B	25. C	26. E	27. A	28. D	29. B	30. A
31. A	32. D	33. B	34. C	35. C	36. A	37. C	38. A	39. D	40. A

【A₂型题】

41. C　42. D　43. C　44. B

【B型题】

45. B	46. A	47. C	48. D	49. E	50. D	51. B	52. C	53. D	54. C
55. B	56. D	57. A	58. C	59. E	60. A	61. D	62. D	63. E	64. B

（四）简答题

1. 简述硬脊膜囊的构成及其与脊髓的CT表现特点。

答:脊髓外有三层被膜包被,由内向外分别为软脊膜、脊髓蛛网膜和硬脊膜。其中硬脊膜由致密结缔组织构成,位于椎管内,包裹着脊髓,形成长筒状的硬脊膜囊,上端附着于枕骨大孔,下端以盲端终于第2骶椎。

在CT软组织窗硬脊膜囊居椎管中央,呈软组织密度。脊髓位于椎管的硬脊膜囊内,呈较

为均匀的等密度。在横断面上,颈髓呈卵圆形,位于蛛网膜下隙的中央;胸髓则呈圆形;在腰膨大段后,脊髓变细并形成脊髓圆锥。高分辨力 CT 显示脊髓圆锥及其周围呈点状的马尾神经。

2. 简述侧隐窝的位置、构成及临床意义。

答:侧隐窝位于侧椎管内,是椎管的狭窄部位。其前壁为椎体的后外侧面,后壁由上关节突根部和关节突间部构成,外侧壁为椎弓根的内侧面,内侧以上关节突前内缘为界。腰骶段椎骨的侧隐窝较明显,尤其在第 5 腰椎和第 1 骶椎之间最明显,内有腰神经根经过。侧隐窝正常矢状径为 3~5mm,若小于 3mm 可视为狭窄,侧隐窝狭窄可引起神经根受压而致腰腿痛。

3. 简述神经根管的结构特点及临床意义。

答:神经根管是腰神经根从硬脊膜囊穿出处至椎间管内口之间的通道。这一段较短,但有几处较狭窄:①盘黄间隙:位于椎间盘与黄韧带之间,此间隙在椎间管内口较小,尤其在下位腰椎处更明显,几乎全部封闭了椎间管内口。椎间盘退行性变时,可自椎体后方向四周膨出,如同时有黄韧带肥厚,盘黄间隙将更为狭窄。②上关节突旁沟:为上关节突内侧缘的浅沟。如上关节突关节面增大并内聚,可使其与椎体后面间的距离变窄,导致腰神经根受压。③侧隐窝:位于侧椎管内。④椎弓根下沟:位于椎弓根下缘与椎间盘之间。当椎间盘明显退变时,上一椎体连同椎弓根下降,椎弓根和椎间盘向侧方膨出,而使通过此处的脊神经根发生扭曲。

4. 简述腰椎 X 线影像解剖特点。

答:在正位片上,腰椎椎体呈长方形,自上向下依次增大;椎体两侧为横突影,通常第 1、2 腰椎横突较短,第 3 腰椎横突最长,第 4 腰椎横突略上翘,第 5 腰椎横突最宽;椎体两侧可见椭圆形环状致密影,为椎弓根的投影。在椎弓根的上、下方为上、下关节突,上关节突在外侧,下关节突在内侧,其形成的关节突关节间隙呈纵行透亮影。棘突呈水滴状投影于椎体中线上。

在侧位片上,正常腰椎呈生理性前凸。椎间隙呈横行透亮影;椎体后方的椎管呈纵行透亮区;相邻椎弓根的上、下切迹构成椎间孔,呈圆形透亮影;关节突关节间隙呈斜行透亮影;棘突影呈长方形,一般显影较淡。

在斜位片上,腰椎椎弓峡部显示最清晰。

5. 简述 MRI 图像上椎间盘信号特点。

答:MRI 图像上可以显示椎间盘中央的髓核和其周围的纤维环。在 T_1WI 上,椎间盘呈较低／中等信号,无法区分髓核与纤维环。在 T_2WI 上,纤维环呈低信号,髓核为明显的高信号。随着年龄的增大、椎间盘含水量的减少,正常椎间盘 T_2WI 信号逐渐降低。

6. 试述横断面上脊柱区结构的 CT 表现特点。

答:①脊柱的横断面前部主要由骨性椎体与椎间盘组成,后部由椎弓、关节突与小关节、椎弓板以及韧带组成。②椎体在骨窗下显示为由薄层骨皮质包绕的海绵状松质骨结构。在椎体中部横断面上,椎体后部的骨性椎管是由椎体、椎弓根和椎弓板围成的一个完整的骨性环,呈环状致密影。③硬脊膜囊位居骨性椎管中央,呈低密度影,与周围结构有较好的对比。④黄韧带位居关节突关节和椎弓板的内侧缘,后缘紧贴椎管内缘,附着在椎弓板和关节突的内侧。前方与硬脊膜囊之间隔以低密度的脂肪组织,与肌肉密度相似,呈等密度软组织影。⑤神经根穿出呈漏斗状的侧隐窝,呈等密度软组织影。⑥椎间盘由髓核与纤维环组成,其密度低于椎体,表现为软组织密度影,但由于层厚和扫描位置的原因常见椎体终板影混入其中。

7. 试述关节突关节的 CT 横断面解剖特点。

答:关节突关节由上节椎体的下关节突与下节椎体的上关节突构成,正常关节突关节的关节面光滑、完整。关节间隙包括其间的关节软骨和关节腔,为 2~4mm。

颈椎的关节突关节面近似水平排列,CT 图像中关节间隙不易显示。胸椎的关节突关节面近冠状位,表现为横行的透亮间隙。腰椎的关节突关节面近矢状位,关节间隙显示最为清楚,表现为近似纵行的透亮影。

8. 试述脊柱正中矢状断面的影像解剖特点。

答:脊柱正中矢状断面显示脊柱、椎管及其内容物。成人颈曲凸向前,自寰椎到第 2 胸椎,最凸处位于第 4、5 颈椎之间;胸曲凸向后,位于第 2~11 胸椎,最凸处位于第 6~9 胸椎;腰曲凸向前,在女性尤为明显,自第 12 胸椎中部到骶骨岬附近,最凸处位于第 3~4 腰椎;骶曲自骶骨岬到尾骨尖,凸向后。

椎体为方形,自第 2 颈椎到第 3 腰椎逐渐增大,第 4、5 腰椎大小有差异,在骶尾椎自上向下迅速变小。椎间盘在不同部位厚度不同:颈段较厚,胸段最薄(尤其是上胸段),腰段最厚。前、后纵韧带分别位于椎体和椎间盘的前、后方。

椎管的弯曲度与脊柱弯曲度一致,脊髓位于椎管的硬脊膜囊内。脊髓上端在平枕骨大孔处与延髓相连,末端变细,在第 1 腰椎椎体下缘(小儿平第 3 腰椎)处延续为终丝。脊髓的前、后方为含脑脊液的蛛网膜下隙,硬脊膜囊外为硬膜外隙,内有硬膜外脂肪等。脊柱后部由椎弓板、黄韧带、棘突和棘间韧带和棘上韧带组成。

9. 试述 MRI 图像上椎体的信号特点。

答:MRI 图像上椎体的信号强度与骨髓内的脂肪含量有关。在 T_1WI 上,与正常椎间盘和脑脊液相比,椎体呈较高信号,信号高于骨皮质而低于皮下脂肪;在 T_2WI 上,椎体呈中等或低信号,稍高于骨皮质。正常椎体内的信号比较均一,其内的骨小梁显示不明显。椎体边缘的骨皮质在 T_1WI 和 T_2WI 上均呈低信号。随着年龄的增长,骨髓内的脂肪也增多,在 T_1WI 上骨髓的信号增高,在骨髓中还可出现局灶区域的脂肪置换。椎弓板被突入其间的软骨层覆盖且与椎间盘相互连接,通常在 T_1WI 和 T_2WI 上呈低信号。

10. 简述 CT 或 MRI 横断面图像上各段椎管的形态特点。

答:各段椎管在横断面上的形态和大小不完全相同,呈类圆形、椭圆形或近似三角形。颈段椎管断面近似三角形,其前后径不小于 12mm。胸段椎管呈圆形,其前后径为 14~15mm。腰段椎管断面形态各异:第 1、2 腰椎椎管断面多呈圆形或椭圆形,越往下越近似三角形;第 3、4 腰椎椎管断面呈三角形;第 5 腰椎椎管断面呈三叶草状。骶段椎管又称骶管,第 1 骶椎椎管断面呈三角形,自第 2 骶椎水平向下椎管断面逐渐变小、变扁;骶管经椎间孔分别向前、后外方与骶前、后孔相通。

11. 简述脊髓动脉的来源。

答:脊髓动脉来源于椎动脉和节段性动脉发出的根动脉。椎动脉颅内段发出的脊髓前动脉和脊髓后动脉为脊髓主要的动脉来源。左、右椎动脉颅内段各发出一支脊髓前动脉,在延髓的腹侧合成一干,沿前正中裂下行至脊髓末端。脊髓后动脉起自椎动脉颅内段或小脑下后动脉,斜向后内沿脊髓后外侧沟下行,直至脊髓末端。脊髓前动脉和脊髓后动脉之间借环绕于脊髓表面的吻合支形成的动脉冠互相交通,同时在下行过程中,不断得到节段性动脉,包括椎动脉、颈升动脉、甲状腺下动脉、肋间后动脉和腰动脉等脊支发出的根动脉的补充。

(龚 霞 郑林丰 朱青峰)